中医骨伤特色流派丛书

顾氏伤科经验与特色

沈钦荣　主编

中国中医药出版社

·北　京·

图书在版编目（CIP）数据

顾氏伤科经验与特色/沈钦荣主编 .—北京：中国中医药出版社，2015.12（2021.5重印）

（中医骨伤特色流派丛书）

ISBN 978 - 7 - 5132 - 2822 - 0

Ⅰ. ①顾… Ⅱ. ①沈… Ⅲ. ①中医伤科学 - 临床医学 - 经验 - 中国 Ⅳ. ①R274

中国版本图书馆 CIP 数据核字（2015）第 257386 号

中 国 中 医 药 出 版 社 出 版
北京市经济技术开发区科创十三街31号院二区8号楼
邮政编码 100176
传真 010 64405721
保定市中画美凯印刷有限公司印刷
各地新华书店经销

*

开本 880 × 1230 1/32 印张 6.125 彩插 0.25 字数 151 千字
2015 年 12 月第 1 版 2021 年 5 月第 2 次印刷
书 号 ISBN 978 - 7 - 5132 - 2822 - 0

*

定价 25.00 元
网址 www.cptcm.com

社长热线 社长热线 010 64405720
购书热线 010 64065415 010 64065413
微信服务号 zgzyycbs
书店网址 csln. net/qksd/
官方微博 http：//e. weibo. com/cptcm
淘宝天猫网址 http：//zgzyycbs. tmall. com

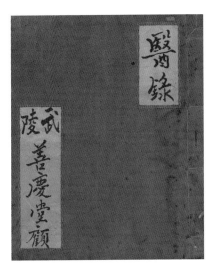

第五代传人顾风来著《医录》书影

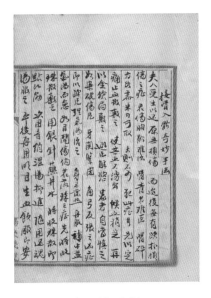

《医录》书影

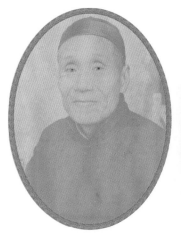

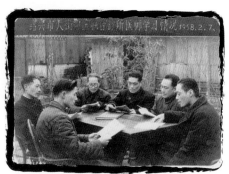

第六代传人　　　　　　　　　1958 年大街中医联合诊所合影
顾杏庄（字二宝）　　　　　　（右三为第七代传人顾仁瑞）

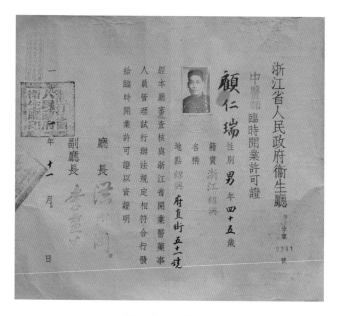

顾仁瑞的开业证书

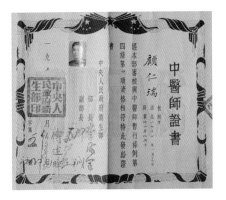

顾仁瑞的中医师证书

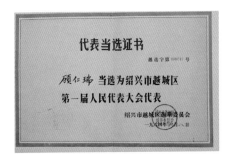

顾仁瑞的绍兴市越城区第一届人大代表证书

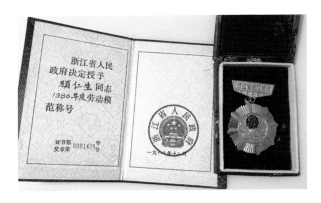

顾仁生的获奖证书和奖章

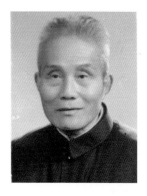

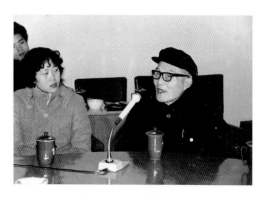

第七代传人顾仁生　　　　　　顾仁生在政协会议上发言

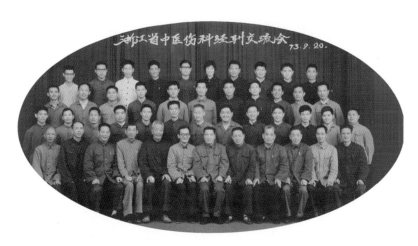

1973 年浙江省中医骨伤经验交流会合影（第一排右四为顾仁瑞）

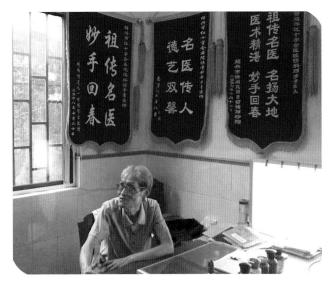

第八代传人顾步青

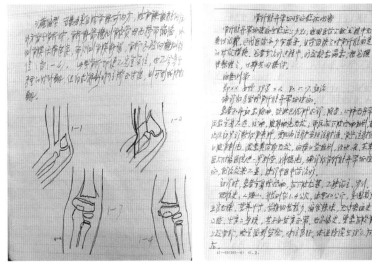

顾步青手稿

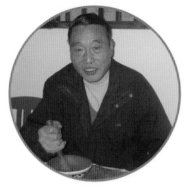

第八代传人顾渭民

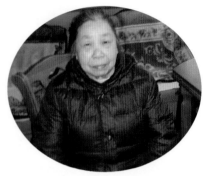

第八代传人陶美珍

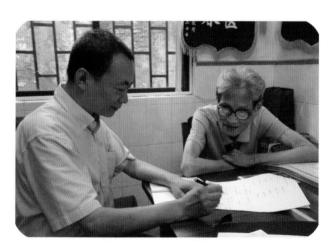

本书主编沈钦荣（左）走访顾步青（右）

内容提要

　　顾氏伤科始于清初的顾士圣，传承有序，久负盛名，为浙江著名伤科流派，也是越医专科世家的代表，已被列入绍兴市非物质文化遗产名录。本书上篇对顾氏伤科的正骨精华、治伤用药经验做了系统总结，下篇对顾氏家传秘本《医录》进行了点校。顾氏伤科颇具特色的正骨、用药理论及实践经验，可供广大中医骨伤科医生临床参考，并值得进一步挖掘和推广。

出 版 说 明

　　骨伤科作为中医临床学科之一，其特色主要包括手法治疗和药物外治。与西医骨科手术不同的是，手法治疗在整体观念指导下，应用各种手法操作、固定器械等，对骨折、骨关节损伤等疾病进行治疗，具有局部与整体兼顾的特点。药物外治则由于具有不伤肠胃、局部吸收、见效较快等优点，在中医辨证施治原则指导下，被广大骨伤科医生和患者所认可。二者均是我国中医药学的宝贵遗产，不仅得到西医的认可，而且至今仍在临床广泛应用。

　　在骨伤科领域，受地域、手法不同和用药特色等因素的影响，形成了诸多的学术流派。这些流派各有千秋，异彩纷呈，是传承和发扬中医骨伤学术不可或缺的部分。梳理这些流派的学术专长，特别是临床易于掌握、行之有效的手法治疗和外用药物，将有助于弘扬骨伤科的中医特色，为当今临床提供有益的参考。为此，我们特别策划出版了这套《中医骨伤特色流派丛书》，包括《魏氏伤科手法治疗图解》《劳氏伤科经验与特色》《魏氏伤科外用药精粹》《石氏伤科外用药精粹》《施氏伤科外用药精粹》《陆氏伤科外用药精粹》《顾氏伤科经验与特色》等，希望弘扬中医骨伤流派，传承中医骨伤特色，供骨伤科医生借鉴与运用。

中国中医药出版社

2013. 11

前　言

　　1985年8月，我从浙江中医学院毕业，即到绍兴市中医院骨伤科工作。中医院的前身是张爱白先生建于1928年的处仁医院，新中国成立后改建为北海卫生院，1981年9月成立绍兴市中医院（县级），1984年1月升格为省辖市级综合性中医院。医院位于绍兴城区的上大路，面积不大，在当地的名气却不小，尤其是骨伤科，只要一提及顾氏伤科、北海伤科、"三六九"伤科，人们就知道是上大路中医院，一有伤筋动骨的病人，大家也首先想到往那里送。当时，顾氏伤科的传人顾仁瑞医师年事已高，因身体原因休息在家，由其高徒陶美珍医师、侄女顾敏医师出诊，骨伤科由诸暨陈氏伤科传人陈吉生医师负责，年纪大的还有史习珍医师，年轻医师有师带徒出身的，也有刚从大学毕业的，济济一堂。绍兴市中医院还在省内率先开设了小儿骨伤门诊。诊室里聚集着从周边地区来的病人，上虞方向来的更是占了三分之一，日日盈门。有上夹板的，有贴膏药的，有拎着一包包中药的，有骨折脱位整复成功后的舒心笑声，也有怕伤后遗留残疾的担忧神情……此情此景，历历在目。

　　三十年过去了，医院有了大发展。骨伤科已发展为两个创伤病区、两个脊柱关节病区、一个手足骨伤显微病区，有两个省中医药重点学科、两个省中医药重点专科、一个市临床重点学科，拥有博士生、硕士生多名。但另一方面，老一辈渐渐离去，顾仁瑞、陈吉生医师先后作古，陶美珍医师及其高徒也已退休。现在的年轻医生对骨伤的现代诊疗技术了解不少，对传统中医骨伤的特色诊疗技术却掌握不多，但传统中医骨伤科的精华不能忘，不能丢。

顾氏伤科始于清初的顾士圣，《会稽县志》载："顾士圣，善伤科，调筋接骨，应手捷效，子孙世其业。"顾氏伤科世操家业，传承有绪，成为浙江著名伤科流派及越医专科世家的代表。1973年，顾仁瑞作为绍兴地区唯一的代表，参加了在杭州举行的浙江省中医骨伤科代表大会。1990年，本人有幸参加《绍兴市卫生志》的编撰工作，对顾氏伤科的历史有了更多了解。其中，我对为什么老百姓都称绍兴市中医院骨伤科为"三六九"伤科感到困惑，因为真正的"三六九"伤科源于绍兴下方桥。为此，我特意走访了许多长者。有位老人告诉我，先前绍兴"三六九"伤科之名很盛，进入民国后，"三六九"伤科渐衰，而顾氏伤科之名渐盛，进而取而代之，因而又称被为"新三六九"。新中国成立后，顾仁瑞进了北海卫生院，人们逐渐地就把"三六九"伤科作为此医院的代名词了。因此，我对顾氏伤科更加刮目相看，有意将顾氏伤科的经验做一系统整理。

2014年，《顾氏伤科文献研究》被列入浙江省中医药科研基金项目。借此机会，我与课题组其他成员走访了顾氏伤科后人，对其祖传《医录》做了点校，对顾氏伤科的学术思想及经验做了系统整理、总结，虽然较为粗糙，但也了却了我的一个心愿。现在书稿已成，在出版之际，衷心感谢顾氏后人的大力支持，感谢课题组全体成员的共同努力，感谢中国中医药出版社周艳杰、付颖玥编辑的辛勤付出，特别感谢浙江省中医药学会肖鲁伟会长审阅书稿，以及长期以来对我们越医研究、学科建设工作给予的大力支持！

沈钦荣

2015 年 11 月于绍兴市中医院

目　　录

上　篇

下　　篇

上　篇

第一章 发展脉络及学术特色

第一节 发展脉络

顾氏伤科始于清初的顾士圣,《会稽县志》载:"顾士圣,善伤科,调筋接骨,应手捷效,子孙世其业。"顾氏伤科世操家业,传承有序,久负盛名,为浙江著名伤科流派,是越医专科世家的代表。顾氏伤科因其独特的治伤经验和丰富的中医药文化内涵,已被列入绍兴市非物质文化遗产名录。

顾氏伤科早年承袭河南少林医派,其特色为:医武兼收,临证重视法药并蓄,内外兼治;正骨复骱,强调一个"活"字,突出一个"巧"字;遣方用药,围绕一个"和"字,不忘一个"养"字。顾氏伤科造诣颇深,自成一派,顾氏治伤膏药更是名闻遐迩。

鼻祖顾士圣,为清康熙年间人,原籍上虞西化(西华),后迁至绍兴城内。第二代顾子兴,第三代顾元富,第四代顾传贵,第五代顾凤来,第六代顾杏园(字大宝)、顾杏庄(字二宝)、顾杏春、顾杏林,第七代顾二宝之子顾仁瑞(字泉源)、顾仁生(字泉生)。顾氏伤科原秘不外传,前七世无外姓门人,新中国成立后,在党的中医政策感召下始破禁锢,收门生以传其术。顾仁瑞、顾仁生为顾氏伤科代表人物。顾仁瑞(1907.9—1993.4)曾在绍兴市中医院工作,1973年曾作为绍兴地区的唯一代表,参加浙江省中医骨伤科代表会议。顾仁生(1910.3—1996.7)曾在绍兴市越城区伤骨科医院工作。仁瑞传子顾步青，授徒陶美珍；仁生传子顾渭民，传女顾敏，授徒王永明、张慈强。第八代顾步青授包敏、方尖，陶美珍授吴美英。

早年，顾氏伤科承家学，医武并进，至第五代顾凤来始传医弃武，笔录先贤经验，著《医录》传世。杏庄著《祖传药录》，为顾氏伤科增色添彩。顾氏伤科现存家传秘本《医录》，分两册，全书约 1.5 万字。

第二节　学术特色

一、正骨经验

1. 首重诊断，急缓有别

诊断是治伤的第一步，也是关键处，只有辨得明，方能医得真，顾氏伤科把诊断放在首位。《医录·跌打损伤穴道要诀》："凡伤须验在何部位，按其轻重，明其脏腑经络，又验其生死迟速，然后从症用药为当。"其经验首从大处着眼，急者为先，不为局部所限。《医录·受伤吉凶看法》："一看两眼，内有瘀血，白睛必有红筋。血筋多瘀血亦多，白筋少瘀血亦少。看眼活动有神，否则难治。二看指甲，将自指甲揿其指甲，放即还原色者易治，少些后还原者难治，紫黑色不治。三看阳物，不缩者易治，缩者难治。四看脚甲，与手同看法。五看足底，红活者易治，黄色者难治。五者全犯者不治，如犯一二尚可救治。"又曰"凡人受伤，向上为顺，平拳为塞气，倒插为逆气最凶，各样内伤总怕倒插。血随气转，气逆即血凝也。""凡伤中指黑凶，大脚指甲同看。眼内有血筋赤皆凶。足底黄出者凶。面色黄亦有伤。卵上升难治。"《医录·接骨入骱奇妙手法》载："若伤胸骱难治，骨青者难医。"顾氏验伤还具有以下特点：

重视某些致命部位的伤情。《医录·穴道看法》："天灵盖骨碎髓出者不治，两太阳穴重伤者难治；截梁（即鼻梁两眼对直处）、穴（即喉）打断不治；塞（即结喉下按骨上空潭处）打断不治；心坎（即人字骨）打断晕闷，久后必血汗；丹田倒插伤不治；捏碎外肾不治；脑腹、百劳穴、天柱骨断者不治；尾子骨、两肾打碎，或哭或笑，不治。"

重视男女气血生理的不同，指出："凡跌打扑损伤，男人伤上部易治，下部难治，以其气上升故也；妇人伤下部易治，上部难治，以其血下降故也。"最后告诫，"伤全体者，按其轻重，随症用药"。(《医录·跌打损伤穴道要诀》)

手摸心会是顾氏验伤的重要手段。正骨之首务，必知其体相，识其部位，以明了骨折移位情况、脱臼方位、损伤程度等，触诊是重要手段，也是最见功夫处。《医录·症药之辨》指出，"摸触肌肤，察其体相，审理症脉，以明诊断"，以达到《医宗金鉴》所提出的"机触于外，巧生于内，手随心转，法从手出"的要求。顾氏运用手法，通过触摸、压挤、叩击、摇晃、转旋等，以确诊有无骨折脱臼、损伤程度或内损外伤。如用压挤之法诊断肋骨骨折、骨管裂折或劈性骨折等；以纵向叩击远端之传导性压痛，诊断脊柱实质性病变、胫骨骨折等；以轻度摇晃、轻旋之法，诊断长骨骨折，或帮助确定其病变部位等。"手摸心会"是顾氏的看家本领。

2. 上骱接骨，手法身功

《医宗金鉴》谓："手法者，诚正骨之首务哉。"正骨手法是治疗筋骨折损、脱位的重要手段，顾氏在传技、疗伤时十分强调手法的重要性，整复手法的正确与否、熟练程度是治疗骨折、脱位成败的关键。顾氏在《医录·接骨入骱奇妙手法》《医录·布式》指出，施术者一须"心明"，即"机触于外，巧生于内，手随心转，法从手出"；二须"手巧"，"法使骤然人不觉，患者知时骨已拢"。切忌漫无目的，强拉硬推，动作粗暴，非但不能使骨断者复合、脱骱者复入，反而使不伤处新伤，伤处更重。《医录》记录了整复手法的适应证、要领，更注重"心悟"，后世传人在临床中皆有体验。《医录》认为"法之所施，使患者不知其痛，方称为手法也"，"上骱不与接骨同，全凭手法及身功"等，这些经验在临床有指导意义，因此形成了顾氏独特的理伤手法。

顾氏的整复脱臼手法，可概括为"理、捺、端、入"四字。"理"是术前的准备。复位前先以按摩手法柔其筋络，然后按其脱出的方向和部位，以刚柔相济的劲力和四两拨千斤的巧力，通过拔伸、按捺、端托、旋转、屈曲等手法，最后使其入位。《医录·接骨入骱奇妙手法》载："跌打损折，筋骨多有受其累者，若骨不能对，医者必须捏骨平复。""惟肩骱与膝骱相似，膝骱送上有力，肩骱送上亦有力。可将上之一手按住其肩，下之一手按住其手，轻轻转动，使其筋舒。令患者坐于底处，使一人抱住其躯，医者两手捏其肩，抵住其肩骨，将膝夹住其手，齐力而上，绵裹如鹅蛋大，落在腋下，外贴损伤膏，内服羌活桂枝汤，再用吉利散调治而安。""臂骱出者，一手抬住其弯，下一手按住其踝，先鞠其上，而后抬其弯，捏平凑拢可也。外贴损伤膏，内以引经之药调服吉利散。垫服包裹必用白布，做有空眼，恰络其肩臂。"《医录·布式》载："手骱跌出，一手按其五指，一手按其臼，手掌鞠起一伸而上，此乃会脉之所，即以桂枝煎汤调服吉利散。""臀骱比诸骱更难，此凹出则触在腹内，使患人侧卧，内手在内，外手随外，上手捺住其腰，下手捧住其弯，将膝鞠其上，出左拔于右，出右拔于左，伸而上也。"

顾氏整骨手法可归纳为四字、八法。四字即"柔、拔、捏、合"。复位前，先柔其筋，缓解肌肉之紧张度，以分离嵌入骨折断端之肌筋，然后以"欲合先离，离而复合"为原则，择用伸牵拔、屈牵拉等不同拔拉手法（切忌过度牵拔）；再以捺压（捺正错位，按压隆实，使"突者复平"，是矫正侧方移位的重要手法）、捏挤（挤压分离或粉碎之骨片，是处理锁骨骨折移位或捺平粉碎性骨折之法）、推碰（用相对之力推送移位或分离之骨片，使其吻合，适用于髌骨骨折）、提掣（将凹陷之断骨上提复平）、分骨（夹挤并列两骨断端靠拢之间隙，矫正移位，使间隙恢复正常）、折旋（加大成角，纠正呈锯齿形骨折的重叠畸形），或用回旋（矫正斜形背侧错位畸形，施此术要敏捷，手法要谨慎，防止再度损伤周围组织）等术复合其位。概括起来，具体手法有捏挤压揿法、提掣复平法、对捺挤压法、拉颤压纳法、推送抱合法、屈伸牵捺法、挤捺分骨法、折旋矫正法。上述八法的运用，相互间密切关联，需要几种手法同时配合，术前"心明"，施术时"手巧"。施术时牵拉轻重得宜，手法刚柔相济，切忌再度损伤，遇复杂骨折，必须仔细分析病情。脱臼合并骨折，先上骱后接骨；双骨折或多段骨折，先处理稳定性骨折，再行不稳定骨折之复位术；合并粉碎性骨折，先行单纯骨折对位，后处理粉碎性骨折；肿胀瘀血严重者，先消瘀退肿，再行整复术，正确把握骨折整复的时机。

3. 夹板缚定，"七上八落"

对于夹板固定，顾氏在《医录·布式》中记述："如断，方可绑缚，先贴接骨膏，棉布包裹，用杉板四片，按其患处，再将棉布三条与板均齐。"其方法可以归纳为"四要一原则"，四要即包扎要平整、松紧要恰当、夹板要适中、复查要经常，一原则即"七上八落"原则。平整是外敷的膏药要平直，缠扎要平齐，即使为加强有效固定或矫正残余畸形而加以衬垫，亦要符合平齐的要求。松紧度在不影响气血循环的前提下，要尽量牢靠一点，原则是夹板略能移动即可，固定后肤色与健侧同，肌肤无凉感，肢体无麻木感，能测到脉动的部位，所测脉动正常。在不影响固定的原则下，夹板之类的固定器械尽量少帮缚，夹板之间应留有一定的空隙，而且要对称。超关节固定尽量少用。在2~3周内要勤检查夹板的松紧度、肿胀消退情况和肤色肌温正常与否。

"七上八落"，"七、八"指时间限度，"上、落"指正骨、夹缚的措施。"七上"的要求：①骨折尽量在7天内复位。若伤后血肿较轻，要求伤后马上复位，力求一次复位成功；若瘀肿严重，不宜即刻复位，则给予消肿祛瘀之内服、外治法，待瘀肿消退，再行复位，但要把握整复时机，原则上不超过7天。②7天内的夹缚固定宜松不宜紧，以不致再移位为原则。因术后往往瘀肿增加，过紧会加剧瘀肿，造成肢体过度受压，出现缺血性坏死等严重后果。③7天内要勤查体表，每日或隔日复查一次，若瘀肿增剧，则略松其夹缚，若瘀肿消减，则紧其夹缚，以防移位。④复位固定后，肿痛不加剧，无不良反应，则1周后复查、换药、再度固定。"八落"，指1周后瘀肿渐趋消退，则夹缚宜紧固，但亦要松紧适度，随时注意防止夹板松解，以保持骨位的正确。并随时检查肿胀、肤色、肌温等情况，原则上每周复查、换药1次，1周后开始适当功能锻炼（不稳定型骨折则应推迟活动，或注意功能锻炼的形式及活动量）。在不影响骨折移位、愈合的前提下，固定时间要尽量短，一般固定4~6周可解除夹缚，股骨骨折、胫腓骨双骨折等固定8周左右，复杂骨折可适当延长固定时间。夹缚时间过长会造成肌肉萎缩、关节僵直等。

顾氏祖传的小夹板是杉木片、藤制抱膝等器械，沿用至今，已改用竹片夹板。竹片具有较好的韧性，能起到较强的固定作用而不易劈裂或断折，并有一定弹性，能适应肢体肌肉舒缩变化的

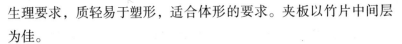

生理要求，质轻易于塑形，适合体形的要求。夹板以竹片中间层为佳。

4. 筋骨相连，一发全身

顾氏认为，治疗骨伤科病不能仅着眼于骨，着眼于局部，应谨遵薛己"肢体损于外，则气血伤于内，营卫有所不贯，脏腑由之不和，岂可纯任手法而不求之脉理，审其虚实，以施补泻"之意，提出骨伤者每损及筋，局部所损常累及全身，伤于外易累及里。《医录·接骨入骱奇妙手法》指出，"跌打损折，筋骨多有受其累者"，"跌打损伤，虽损筋骨，而多累及全身"。《医录·跌打损伤穴道要诀》指出：伤胸者，"伤久必发嗽，胸高气满，面黑发热"；伤两肋者，"两肋痛者，肝火有余，实火盛之故也"；"左肋痛者，亦有痰与食也"；"凡跌踢打扑损伤，须看得痛真，验得脉确，辨明脏腑。医者宜斟酌，视病而施治，行之慎之"。

顾氏还重视骨伤病外伤之外的原因。《医录·接骨入骱奇妙手法》载："有下颌一骱偶落而不能言语，皆为肾虚所得此症。此骱如剪模样，连环相纽，用绵裹大指入口，余指抵下边，轻推进而上。多服补气养血汤，再以补肾丸药调治。"在手法运用上也因人而异，年幼老弱者宜轻柔，身强骨壮者宜有力。既重视正骨复骱，又重视整复前的理筋和术后的功能锻炼等。

二、用药经验

1. 简约实用

顾氏《医录》共收录42首治伤方，为顾氏伤科的传家之宝，秘不示人，即使授徒也有所保留，其最显著的特点就是简约实用。《医录》在《诸方录》篇中记载了42方的药物组成、剂量及详细的用药方法，在《跌打损伤穴道要诀》《接骨入骱诸方目录》两篇中，记载42方的应用方法，包括辨证要点、适应证、诸方使用的先后次序等。

该书叙述简明扼要，切于实用，没有空泛的理论说教。如在《跌打损伤穴道要诀》篇首即说："凡跌打扑损伤，男人伤上部易治，下部难治，以其气上升故也。妇人伤下部易治，上部难治，以其血下降故也。凡伤须验在何部位，按其轻重，明其脏腑经络，又验其生死迟速，然后从症用药为安。"还指出辨证要点及预后判断。治则之下，即提出"伤全体者，按其轻重，随症用药。先以砂仁汤调以吉利汤（即吉利散）服之，再以顺气活血汤治之。将和伤丸糖酒送下四五丸，后以调理药酒不拘时服，轻者红糖油和酒调服吉利散可安"。并细述用药次序，治养结合，颇费心思。其后，则分次叙述伤肩背、伤背、伤胸、伤肝、伤心、鼻梁断、臂骱、手骱、断折损伤两腿、膝骱、脚踝骱等的具体用药方法。

为使用药时更能有的放矢，顾氏伤科重视引经药的应用，《医录》专设《引经药》篇，提出"凡跌踢打扑损伤，引经药为要，看得痛真，验得脉确，然后用药为当"。其经验是，伤上部用川芎，在手臂加桂枝，在背加白芷，在心腹加白芍，在膝加黄柏，在左肋加青皮，在右肋加柴胡，腰加杜仲，下部加牛膝，足加木瓜，周身加羌活，妇身加香附，顺气加砂仁，通窍用牙皂。并特别强调"煎剂之法，必须随症加减，修合丸散，不可不精也"。42方中水酒共煎者14方，有些散剂需要红糖与酒调服，如患者不能开口，即以牙皂末吹入鼻中，一嚏而开。用法一一交代清楚，全无虚设之词，均为临证实用而设。

2. 治伤以调理气机为先

跌打损伤，瘀血留内，治伤必以治血为先，这是常理。顾氏伤科从历代医家临证经验中得出结论，治伤者当以行气为先，是"血为气之母，气为血之帅"，"气行则血行"理论的实践者。顾

氏治伤 42 方，共用药 126 种，用 10 次以上的药物为：甘草 33
次，当归 30 次，陈皮 25 次，羌活 22 次，红花 22 次，防风 21
次，生地 16 次，川芎 15 次，五加皮 15 次，青皮 15 次，续断 14
次，芍药 13 次，乳香 13 次，丹皮 12 次，杜仲 12 次，木通 12
次，苏木 12 次，独活 11 次，枳壳 11 次，黄芩 10 次。如加上橘
红 4 次，陈皮则有 29 次，仅次于当归。

在《跌打损伤穴道要诀》篇中记载的 17 个部位的治疗中，
除伤大肠先服槐花散，次服吉利散，伤膀胱、阴囊、阴户者，先
服琥珀丸，次服行气活血汤外，其余各条都是先服行气活血汤、
疏风理气汤、顺气活血汤，以理气为先。伤气眼者，嘱先以砂仁
汤调吉利散，次服酒煎补肾汤，后服和伤丸。在《接骨入骱诸方
目录》篇中也是如此。在 42 首治伤方中，有顺气活血汤、行气
活血汤、疏风理气汤、疏风顺气汤、疏风顺气补血汤、清心理气
汤、提气活血汤、补中顺气汤等。从方名上看，有顺气、理气、
提气，其常用药物有陈皮、橘红、青皮、枳壳、枳实、木香、砂
仁、厚朴、香附、柴胡、乌药，行气活血的川芎更为顾氏所常
用。在活血汤的 13 味药中，理气药占了 5 种（陈皮、青皮、香
附、乌药、砂仁）。

顾氏运用理气药的特点：健脾理气用陈皮、枳壳、厚朴、木
香，疏肝理气常用香附、柴胡、乌药，砂仁通用。理气药应用于
整个治疗过程，早期常与羌活、防风、紫苏、独活、细辛、白
芷、荆芥等疏风解表药同用。活血止痛，常以青皮与乳香、没药
相伍，如止痛接骨丹；生血补髓，常以陈皮、枳壳与熟地、黄
芪、杜仲相伍，如生血补髓汤；后期养血壮筋，常以陈皮、青
皮、砂仁与生地、木瓜、独断、杜仲相伍，如调理药酒方。在壮
筋续骨方中也使用陈皮、青皮、枳壳、乌药、柴胡等行气药。顾
氏后人说，跌打损伤，瘀血内停，固然需要活血药祛瘀活血，但

是气为血帅，只有气行方能血行，行气与活血药相伍，能收到四两拨千斤的效果。

3. 治伤以和为贵

顾氏以为，是药三分毒，用药应以和为贵。受伤之人，本身受了各种不同外伤，脏腑亦有所累，所以治伤用药必以和为贵。活血药是最常用的治伤药，顾氏选活血药十分平和，没有地鳖虫等破血药，连三棱、莪术也很少用。在归通破血汤中，也只用了桃仁、赤芍、归尾、苏木、丹皮等活血药。顾氏治伤以和为贵的学术思想首先体现在其谨遵损伤辨证三期用药，初期善"祛瘀"，中期宜"和血"，后期常"补骨"的原则。

损伤初期，外伤致骨折、脱位、伤筋后，气血离经，瘀血不散，肿痛不止，顾氏认为"七日之内，气血未凝，即宜发散活血；至十四日后，瘀血或有停聚左胸，其势方归大肠小肠，腹内作痛，须服行药。"初期用药中常常运用活血止血药物，如大黄、地骨皮、生地黄、丹皮、玄参等。损伤初期，红肿热痛，此时加以清热凉血之品大有益处，如黄芩、黄柏、金银花、菊花等。

损伤中期，肿胀渐退，疼痛缓解，断端开始生长。然顾氏认为此时瘀血散而未尽，断骨长而未坚，损伤之正气尚未恢复，若继续采用攻法，瘀虽可去，亦有伤正之弊；患者瘀血未尽，若盲目采用大补肝肾之法，骤然进补，徒增瘀滞。顾氏谨遵张景岳"兼虚者补而和之，兼滞者行而和之"之说，采用和血续骨、舒筋活络之法，运用全当归、赤芍、川芎、红花、鸡血藤、骨碎补、自然铜、续断、陈皮、枳壳之品，化尽残余瘀血，使正气得到恢复，促进骨折愈合。

损伤后期，断端已接，脱位已复，但损伤日久，伤津耗气，气血不足，肝肾亏虚，筋肉失养，肌肉萎缩，肢体乏力，此时当滋补肝肾，方可达到强筋壮骨之效。用药如熟地、龙骨、狗脊、桑寄生、淫羊藿、黄芪、枸杞子等。其二，顾氏治伤以和为贵的思想体现在药物的配伍上，即通过活血药与其他药的巧妙配伍，达到最佳治伤效果，又不致伤正。活血药与行气药配伍，达到增强活血祛瘀之力的目的，这是最常用的；与大黄、枳实等相伍，通过通腑以去瘀血；与木通、滑石、山栀等相伍，使瘀从小便而去；通补兼重，专设生血补髓汤以生血补髓，设补肾活血汤二方、归原养血和伤汤、疏风顺气补血汤、补肾和血汤、补中益气汤以养血活血，专设调理药酒方治远年陈伤，均是以养血为主。认为下颌出臼为肾虚所致，宜先服补气养血汤，再以补肾丸药调治。其三，其治伤以和为贵的思想体现在疏阻不仅局限于活血一法。顾氏在《接骨入臼诸方辨用》篇中记述："折损之症，郁阻属一症候……郁阻者，气滞，瘀阻，风寒挟阻，湿痰同阻也。"在辨病辨证选方中，提出了"气血同治"，"调气活血，兼疏风邪，祛瘀之中，涤痰佐之"之观点。在《接骨入臼诸方辨用》篇中首选之剂就有顺气活血汤等。诸方药中，喜用疏风邪之品，贝母、桔梗、南星、半夏、橘红等豁痰涤痰之品亦多佐之。

4. 特色制剂

顾氏膏药是治伤招牌药。其膏药肉（基质）为顾氏活血清凉膏，配方为：纯麻油、铅粉或广丹（收敛药肉可用）、天花粉、干地黄、玄参、大黄、川黄柏、木鳖子、蓖麻子、地骨皮、全当归、血余各等分。麻油与药物总重量之比为4:1。制法：先将药物浸入麻油中3~7天，夏浸3天，冬浸7天，春秋浸5天，宜秋季熬煎；然后上火熬煎，待药物黄焦后滤渣；而后上猛火将麻油药汁熬至滴水成珠，加入铅粉或广丹，油量与铅丹之比为5:4。视膏药肉老嫩而调节剂量。收膏后，将松软药肉倒入准备好的缸钵井水中，待用。煎制的膏药肉最好放入水中，冬天放入雪水中，以除火毒。

配置各类伤膏的药物如下：乳没散，制乳香、炙没药等量组成；灵柰散，山柰：五灵脂：甘粉＝2：1：1；南夏散：生南星、生半夏、狼毒、生川乌、生草乌等量组成；丁香散，公丁香、桂丁香以3：2组成；二活散，羌活、独活等量组成；木香散，广木香、青木香以3：2组成。肉桂粉、血竭粉、公丁香粉、化龙骨粉、如意金黄散、麝香等，视病情选用。

各类伤膏配制方法如下。

损伤膏：以基质的百分比配制用药，乳没散8%，灵柰散8%，南夏散10%，丁香散8%，肉桂粉6%，膏药肉60%。基质熔化后，调入上述粉剂，摊于全棉布上。敷贴时加入血竭粉1～2克，视受伤范围而定。公丁香粉亦视受伤范围加入1～2克。若胸背、腹部损伤，则在损伤膏调制过程中再加入木香散适量。

接骨膏：在损伤膏的基础上加入化龙骨粉适量，瘀肿严重时调入金黄散，加重南夏散。敷贴时，要加适量血竭粉、公丁香粉、化龙骨粉于膏上。骨折中后期可加入麝香适量，以通经道，调脉络，促进气血化生，加速骨折愈合，避免后患。

消瘀清凉膏：组成为基质（膏药肉）50%，乳没散8%，南夏散12%，灵柰散8%，血竭粉6%，如意金黄散16%。

风湿陈伤膏：在损伤膏基础上，加入二活散。寒性病变重者，加肉桂粉。敷贴时加入血竭粉、公丁香粉、麝香适量。

麻醉药：早年，顾氏伤科长于外伤手术急救，麻药、止血药是必不可少的。据顾氏后人述，顾氏至凤来公时，创伤手术独树一帜，闻名遐迩。有患者腹部破损，肠流出尺余，凤来公即以"青绢湿肠还纳，敷化痛散（麻药），以快速手法，小钢针穿油棉线缝合；后敷以金枪药，内服疏风理气汤、活血止痛散……"告愈后，患者送一匾额致谢，在匾额上记载治疗经过。《医录》对创伤之手术治疗也有记载，如"骨碎如黍米者可取，大则不可。

患此症者，先以定痛止血散敷之，使其血不涌出，再敷化痛散，以刀割破，取出而即缝合。手术宜快速为第一，以金枪药敷治"。又损伤"亏缺之症，先用麻药敷之，以小钢针穿油棉线缝合，敷金枪药，口服活血止痛散"，"折伤出血者用止血散掺之，手揿其骨，敷金枪药，夹缚之"。六世医顾二宝在治疗折损出血、金枪创伤之症上也是硕果累累，为乡人称道。随着现代医学的发展，顾氏逐渐放弃创伤手术，而在闭合手法整复术、内服方药方面则更有发展。顾氏所传的代麻散即麻药，以麝香、蟾蜍、乳香、没药（去油）各八分为末，干掺二厘，用于伤口，特别指出"不可另用"。

止血药：顾氏所传止血定痛散为降香、五倍子各等分，大色石末三钱，中灰（即灯草灰）七分，为末，干掺用。还有封口金枪药，治一切破碎等伤流血，腐烂就不收口，封之则生肌，被誉为"第一灵方，莫轻传"。内服药有活血止痛散、托里止痛散，用水酒煎服。

接骨药：有接骨散、止痛接骨丹等，也是顾氏特色制剂。

当代顾氏后人在前人基础上，也有新的积累，主要方剂如下。

桃红损伤膏：主治跌打损伤、肢体外伤，功效活血理筋、通络止痛。组成有全当归、红花、三七片、川芎、桃仁、落得打、赤芍、白芍、大地黄、川续断、制乳香、炙没药、蓬莪术、延胡索。

胸背腹部损伤方：广郁金、全当归、制乳香、红花、炙没药、桃仁、三七、延胡索、江枳壳、赤芍、白芍、降香、橘络。

双龙正骨汤：主治骨折、肌腱损伤，功效续筋接骨、活血通络。组成有续断、全当归、熟地黄、川芎、红花、枸杞子、生地黄、赤芍、白芍、炒杜仲、制乳香、炙没药、化龙骨、广地龙、炙地鳖、煅自然铜、生姜、三七片。

强骨壮阳汤：主治肾虚性病变、腰突症，功效补肝肾、壮阳虚、通经道、舒脉络、活气血、健肌筋。组成有制狗脊、全当归、熟地黄、桑寄生、红花、制乌药、川芎、炒白芍、枸杞子、炒杜仲、山萸肉、肉苁蓉、巴戟肉、延胡索、络石藤、全蝎。女性患者，去巴戟肉、肉苁蓉，加菟丝子、制黄精；神经痛，加木瓜、蜈蚣、炮山甲。

顾氏治疗损伤，遵循"求其本，辨其表"原则，术药并施，筋骨兼顾，动静适宜。施术选药之际，首先辨其伤于内或伤于外，伤骨或伤筋或两者均伤，而别其轻重缓急。伤于内，则验其脏腑、经络之变，结合阴阳、气血、寒热、虚实之象，循法治之。然手法之轻重徐疾，选药之补泻缓急，临床变通，活法在人，亦不可胶柱鼓瑟，固执不化。

顾氏伤科以其颇具特色的正骨理论及实践经验成为我国伤科流派的重要代表，值得进一步挖掘和推广。

第二章　治伤手法

第一节　骨　　折

鼻梁骨折

【解剖特点及受伤机制】

　　鼻梁位于鼻根与鼻尖之间，鼻梁两侧为鼻背，其最高点为鼻骨。鼻骨为不规则梯形骨片，有上、下、内、外4个边缘和前、后2个面。上缘窄而厚，呈锯齿形，使鼻骨支撑外鼻，有良好的保护作用。下缘展开如扇面，薄而锐利，借坚韧的结缔组织与侧鼻软骨连续，此处易受伤骨折而致鼻梁塌陷。内侧缘上厚下薄，以鼻骨间缝与对侧鼻骨内侧缘相接，并在其后面形成一厚骨嵴。外侧缘全长以鼻颌缝与上颌骨额突相接，以此形成鼻背的宽度，此处易受外伤，发生错位。前面或外侧面表面平滑，上部稍凹，下部膨隆，近中央有小鼻骨孔，为血管神经的通路。后面或内侧面呈凹形，有一纵形的筛骨钩，为鼻睫状神经支经过处。其内半部有骨嵴，愈向上愈突出，与对侧的骨嵴合成一粗嵴，此嵴由上而下与额棘、筛骨正中板的前上缘及鼻中隔软骨相连接。若筛骨正中板及鼻中隔软骨断裂、脱位，则外鼻重力将其牵引向下，亦可导致鼻梁塌陷。

【处理方法】

无移位的线形骨折，不需特殊处理。有移位时，应尽快整复。局部肿胀、瘀血严重者，可暂缓整复，但不得超过 2 周，儿童最好不超过 1 周。

鼻骨骨折复位方法：成人行局部麻醉，儿童应在全身麻醉下进行。单侧向外侧方移位的骨折，术者用两手拇指压迫一侧鼻骨突起处，当感到有复位摩擦音时，证明已复位成功。单纯凹陷骨折，可用鼻骨复位钳，前端裹以凡士林纱条或橡皮管，伸入到鼻腔骨折部的下方，向上向外将骨折片抬起，同时另一手手指按压鼻梁，推压健侧鼻骨，可闻及复位的骨摩擦音。鼻腔填塞凡士林纱条或碘伏纱条，以利于固定及止血。24 小时后取出纱条，2 周内勿碰压鼻部。

鼻骨骨折合并鼻中隔骨折或脱位时，将鼻骨复位钳的两叶分别伸入两侧鼻腔，置于鼻中隔偏曲处下方，夹住鼻中隔，垂直向上移动复位器，偏曲脱位处即恢复正常位。再以上法复位鼻骨骨折，然后鼻腔填塞凡士林纱条，48 小时后拔出。

锁 骨 骨 折

【解剖特点及受伤机制】

锁骨位置表浅，呈"⌣"弯曲，从其横切面看，内侧 1/3 为三角形，中外 1/3 交界处则为类椭圆形，而外 1/3 则变为扁平状。锁骨有两个弯曲，其交接处的锁骨中 1/3 是其应力上的弱点，且无肌肉保护，因此锁骨骨折多发生在中 1/3 与中外 1/3 交界处。锁骨位置特殊，其下面有锁骨动静脉与臂丛神经，骨折时易受到损伤，尤其是锁骨骨折重叠畸形或向下成角移位时。

【处理方法】

对于儿童的青枝骨折或不完全骨折及成人的无移位骨折，一般只需用三角巾或颈腕悬吊 1～2 周即可。对于常见的锁骨移位骨折，在手法复位后，多采用"∞"字绑带固定，一般需要固定 6～8 周。

重叠畸形时的复位方法：令患者取坐位，术者在患侧，以同侧前臂伸入患者腋窝，手腕背伸，手的内缘顶住肩胛骨外缘，使肩部向后伸，前臂用力上拧，同时用膝盖顶住患者胸背部，此时利用杠杆原理，即可将骨折远端向外拔伸，从而矫正重叠畸形，术者另一手拇指向下按压向上移位的骨折近端，即可使锁骨骨折复位。

对于有手术指征，保守治疗效果不佳的，一般建议进行手术治疗。

尾骨骨折

【解剖特点及受伤机制】

尾骨呈三角形，是脊柱的终末部分。其下端尖，上端为底，与骶骨尖形成骶尾关节。尾骨前面有骶尾前韧带、尾骨肌及部分肛提肌，后面附着着骶尾后韧带。肛提肌收缩时，尾骨微向前屈；肛提肌松弛时，则微向后伸。

【处理方法】

尾骨骨折多伴有脱位，因而骨折块常为撕裂状且向前移位，单纯骨折较少见。一般尾骨骨折脱位多采用手法整复，但若经整复且充分治疗后仍有尾骨痛者，可考虑尾骨切除术。

尾骨骨折脱位常用肛指复位法。在患者排空大便，清洁灌肠后，局部麻醉下让患者侧卧位，术者戴好手套，涂上少量石蜡油，让患者放松张口呼吸，这样有利于松弛肛门周围肌肉。此时术者用左手拇指压住骨折脱位的近端，右手食指缓慢插入肛门内，触摸到骨折脱位的部位后用指腹顶住骨折脱位远端的近侧直肠后壁，均匀持续缓慢地用力将前移位的骨折远端向后下方按压，直到复位。复位后应卧床休息 3～5 天才可逐步下床活动，坐位时应垫上软枕。

肱骨干骨折

【解剖特点及受伤机制】

肱骨干是指肱骨外科颈下 1cm 至内外髁上 2cm 处的一段长管状坚质骨。肱骨干上部较粗，自中 1/3 以下逐渐变细，下 1/3 渐成扁平状，并稍向前倾。肱骨干中下 1/3 处为形态发生改变处，是力学上的薄弱点，临床上肱骨干骨折多见于中下段。三角肌粗隆及肱骨干中下 1/3 交界处后外侧是桡神经沟，桡神经紧贴骨干，骨折或复位易致桡神经损伤。骨折后，损伤中段偏下的肱骨干滋养动脉及紧贴肱骨中下段的肱动脉，导致中 1/3 处血运差，出现骨折愈合延迟。

【处理方法】

手法复位小夹板外固定法适用于各种类型的肱骨干骨折，一般均能达到解剖或接近解剖的复位。对于多段骨折、骨折合并血管神经损伤及开放性骨折，建议手术治疗。

上段骨折：采用牵拉推挤提压复位法。骨折部位不同，手法操作步骤及要点不同。①胸大肌止点以下的骨折：患者仰卧位，一助手用宽布条穿过患侧腋下向上牵拉，一助手握住患肢腕关节做对抗牵拉，并逐渐外展30°~40°。术者站于患侧，两拇指推近折端向内，余指向外扳拉远折端，矫正侧方移位后，再用提按法矫正前后移位。②胸大肌止点以下，三角肌止点以上骨折：患者仰卧位，一助手固定患者肩部，一助手握住腕关节向远端牵拉，术者背向患者头部，用两拇指推近折端向内，余指拉远折端向外，先矫正侧方移位，后用提按法矫正前后移位。③三角肌止点以下骨折：患者仰卧，助手同上，术者站于患侧，面向患者头部，两拇指推挤近折端向内，余指拉远折端向外，再用提按法矫正前后移位即可。

中段骨折：在维持牵引下，术者以两拇指抵住骨折近端外侧推向内，其他四指环抱远端内侧向外拉。纠正移位后，术者捏住骨折部，助手徐徐放松牵引，使断端互相接触，微微摇摆骨折远端，可以听到或摸到骨折断端的摩擦音，声音逐渐变小，骨折断端趋向稳定。

下段骨折：多为螺旋或斜形骨折，一般仅需轻微力量牵引，矫正成角畸形，将两斜面挤紧，并将螺旋面扣上，两骨折端可留少许重叠，这样可加大骨折段的接触面，有利于骨折愈合。

手法整复后，夹板固定，前后共4块夹板。上1/3骨折要超过肩关节，下1/3骨折要超过肘关节，中1/3骨折则不超过上下关节，应注意前侧夹板下端不能压迫肘窝。如骨折移位已完全纠正，可在骨折部的前后侧各放一平垫，将上下骨折端紧密包围。若仍有轻度移位者，可在远近侧骨折端各放一个纸压垫，放置部位与移位方向相同。如近侧骨折段向内前，压垫放在其前内侧，远折端向外后，则放在后外侧。若侧方移位较大，且有成角时，除在上下骨折端直接加压外，还应在远折端内侧放第三个压垫，以起到间接加压的作用。固定后，肘关节应屈曲90°，以木托板将前臂置于中立位，患肢悬吊于胸前。固定时间成人 6~8 周，儿童 3~5 周。中 1/3 骨折好发迟缓愈合和不愈合，固定时间应适当延长，经 X 线复查后见有足够骨痂生长才能解除固定。

尺骨鹰嘴骨折

【解剖特点及受伤机制】

尺骨鹰嘴骨折是肘部常见损伤，多见于成年人。鹰嘴是位于尺骨近端后方的突起，其前方为尺骨冠状突，半月切迹与肱骨滑车形成尺肱关节。尺肱关节只有屈伸活动。尺骨鹰嘴骨折是波及半月切迹的关节内骨折。因此，治疗时恢复其正常的解剖对位，是防止关节不稳及预防骨性关节炎及其他合并症发生的有效措施。

【处理方法】

对于儿童尺骨鹰嘴青枝骨折、无移位骨折或老年人粉碎性骨折移位不明显者，不用手法整复，用夹板固定即可。若骨折移位明显，一般建议手术治疗。

尺骨鹰嘴骨折行手法整复时，局部麻醉，患者取仰卧位，使肘关节屈曲并将前臂旋后，助手扶上臂，术者一拇指置于靠近骨折端骨片上缘，扣住骨折块，将其从近端扣回鹰嘴窝中，同时扶着前臂的另一端，突然伸肘，此时骨折的远近端即可对合复位。接着用肘关节塑形夹板将肘关节固定于 170° 伸直位。复位固定好，抬高患肢，同时开始手指、手腕屈伸活动，此时禁止进行肘关节屈伸活动。一般 4 周后，肘关节可在健手支持下进行主动屈伸活动。

尺、桡骨骨折

【解剖特点及受伤机制】

尺、桡骨相互并行，是组成前臂的骨骼。尺骨上端大而下端小，桡骨上端小而下端大，中间有骨间膜相连。正常的尺骨是前臂的轴心，通过上下尺桡关节及骨间膜与桡骨相连。前臂所特有的旋转活动是通过上下尺桡关节的联合活动完成的。

尺、桡骨上附着有屈肌群、伸肌群、旋前肌和旋后肌，骨折后易形成旋转、成角、侧方、重叠四种畸形。

【处理方法】

治疗尺、桡骨骨折，复位需矫正旋转、成角、侧方、重叠四种畸形，并要保持整复后的位置直至愈合，以恢复前臂旋转功能。凡是闭合性骨折，不论其骨折部位、类型，都可应用手法整复。若患肢肿胀严重，待消肿后再进行整复。必要时可采用臂丛神经麻醉。整复手法主要有以下几种。

拔伸牵引：患者仰卧位，肩关节外展，屈肘90°。中下1/3骨折时前臂置中立位，上1/3骨折时稍旋后位。两助手顺前臂纵轴做对抗拔伸牵引3~5分钟，矫正重叠及成角畸形。

夹挤分骨：夹挤分骨是整复前臂骨折的重要手法。术者用两手拇指及食中环三指分置骨折部的掌侧、背侧，沿前臂纵轴方向夹挤骨间隙，将骨间隙分到最大限度，使骨间膜恢复其紧张度，使向中间靠拢的尺、桡骨断端向尺、桡侧各自分离。

折顶：若牵引后仍存留一部分重叠，则可在分骨的情况下采用折顶的手法。折顶手法的方向可正可斜，力量可大可小，应根据骨折断端移位的程度和方向而定。

扳提推按：分骨手法后，对残余的掌背侧移位或旋转移位，可采用此法。术者一手捏住骨折近端，一手捏住骨折远端，根据骨折端移位的方向，决定扳提推按方向。

回旋捺正：螺旋形或斜形骨折，骨折端有背向侧方移位时采用此法。术者一手固定骨折端，一手将骨折远端按逆背向移位方向，紧贴骨折近端回旋矫正背向移位，骨折端对位后，配合其他手法使骨折复位。

对顶触摸：术者在手法复位的情况下，一手固定骨折近端，另一手沿远折端向近端对顶，然后沿着尺、桡骨纵轴滑行触摸，骨折两端无"台阶感"，即表明复位成功。

对于尺、桡骨骨折在同一水平且远近端移位方向相同的，可在拔伸牵引下采用扳提推按复位法。若骨折端重叠移位较多，则采用折顶复位法。若尺、桡骨骨折不在同一水平，移位的方向多不一致，且多伴有旋转移位。若是尺、桡骨上段骨折，则先行旋后位拔伸牵引，术者用压挤分骨法先复位尺骨，再用回旋捺正手法复位桡骨。若是尺、桡骨下段骨折，则先行前臂中立位拔伸牵引，用夹挤分骨法先复位桡骨，再用扳提推按复位尺骨，最后用对顶触摸法检查。

骨折手法整复后，在维持牵引下，用绷带松松缠绕 3~4 层，掌侧背侧骨间隙各放一个分骨垫。双骨折在同一平面时，分骨垫占骨折线上下各一半；骨折线不在同一平面时，分骨垫放在两骨折线之间。放妥后，用手指夹挤分骨垫，粘牢后，再放棉纸压垫。若骨折仍有畸形，可增加纸压垫成三点加压法。一般上及中 1/3 部位骨折时，在前臂的掌侧面相当于骨折部放一个棉纸压垫，在前臂背侧上下端各放置一个纸压垫，上端与桡骨头平齐，下端放在腕上 2cm 处，以保持尺、桡骨的生理弯曲弧度。固定后即可做手指、腕关节的屈伸活动及上肢肌肉收缩活动。一般成人固定 6~8 周，儿童 3~4 周。固定早期，隔 4 天行 X 线透视复查，及时纠正移位。

桡骨远端骨折

【解剖特点及受伤机制】

桡骨远端是指桡骨远端关节面以上 2～3cm 处。正常人的桡骨远端关节面的背侧缘长于掌侧缘,关节面向掌侧倾斜 10°～15°;桡骨茎突比尺骨茎突长 1～1.5cm,因此桡骨远端关节面又向尺侧倾斜 20°～25°。桡骨下端具有掌、背、桡、尺四个面:掌侧光滑凹陷,有旋前方肌附着;背侧凸起,有四个骨性腱沟,内有伸肌腱;桡侧面延长成茎突,有肱桡肌附着及外展拇长肌腱和伸拇短肌腱腱鞘;尺侧面构成下尺桡关节,为前臂旋转的枢纽。桡骨远端发生骨折时,桡骨下端的关节面角度随之改变,桡骨背侧腱沟的肌腱也随之扭曲。

【处理方法】

桡骨远端骨折大多可通过手法整复小夹板外固定治疗,严重的关节内骨折及不稳定的开放性骨折建议手术治疗。桡骨远端骨折应力求避免复位后再移位及畸形愈合的发生,否则极易造成腕关节及手功能障碍。对于无移位的骨折,仅用夹板固定 2～3 周即可。对于有移位的骨折,则需手法整复。

伸直型骨折:患者取坐位或平卧位,肩外展,肘关节屈曲90°,前臂中立位。一助手握住肘部,术者两拇指并列置于骨折远端背侧,其他四指置于腕部,扣紧大小鱼际,先顺势拔伸 2～3 分钟,待重叠移位完全矫正后,迅速尺偏并掌屈,使之复位。这时,可检查到桡骨茎突比尺骨茎突长,但比尺骨茎突低。骨折复位后,术者一手托住腕部,另一手拇指沿伸、屈肌腱由远端向近端推按,疏理肌腱,使之恢复到正常位置。再在骨折远端背侧和近端掌侧分别置一平垫，然后放上夹板，夹板上端达前臂中上1/3交界处，桡侧、背侧夹板下端应超过腕关节，以限制手腕的桡偏和背伸活动。最后将前臂悬挂胸前，保持固定4~5周。固定开始后就可做指间关节活动，即完全的握拳伸指活动，以及肩、肘关节的活动。解除外固定后开始做腕关节的屈伸和前臂的旋转活动。

屈曲型骨折的手法整复方法与伸直型相反，之后在远端的掌侧和近端的背侧各放一平垫，桡、掌侧夹板下端应超过腕关节，限制手掌的桡偏和掌屈活动，绷带捆扎，将前臂悬挂胸前，保持固定4~5周。

掌 骨 骨 折

【解剖特点及受伤机制】

掌骨头与近节指骨基底部间有侧副韧带连接，因掌骨头呈凸轮状，当掌骨关节伸直时，侧副韧带呈松弛状，允许关节有侧方活动。当关节屈曲时，侧副韧带变紧张，关节稳定而不能侧方活动。此解剖特点使掌指关节不能长期制动在伸直位，否则会使侧副韧带挛缩变短，则关节不能屈曲。掌背侧骨间肌起自掌骨干，止点在掌指关节远端，作用之一为屈曲掌指关节。骨间肌可牵拉掌骨远端骨折段向掌侧弯曲成角。掌骨头骨折多为直接挤压或掌指关节屈曲时直接撞击掌骨头所致，骨折多位于侧副韧带止点远侧。掌骨颈骨折多由外力沿掌骨纵轴作用在掌骨头上造成，远端骨折块常屈向掌侧。

【处理方法】

掌骨骨折可发生在掌骨头、掌骨颈、掌骨干及掌骨基底部，通过外伤史、局部肿痛，甚至畸形、活动障碍，以及拍片检查可确诊。大部分可保守治疗，移位明显者建议手术治疗。

掌骨头骨折为关节内骨折，单一大骨折块可行切开复位内固定。若移位不著，可用握拳固定法处理，即嘱患者握住中绷带，再以绷带外固定，固定 4 周。

掌骨颈骨折，临床以第五掌骨颈部骨折最为常见。由于正常掌骨有 20°~30° 屈伸活动，所以，掌骨颈有轻度掌曲畸形，对手的功能影响不大。如掌骨骨折掌屈不超过 40°，可不整复而直接予以竹夹板塑形外固定。若有移位，复位方法为：术者一手握住患者腕部，另一手握住患指，屈曲掌指关节及近端指间关节各 90°，再用近节指骨基底托顶掌屈的掌骨头，使之复位，固定位置同上。但近端指间关节在 90° 屈曲位长期制动易导致永久性屈曲僵直，应引起高度重视。一般固定时间不超过 4 周。

对无移位或移位不著的掌骨干骨折，可保守治疗，移位明显者建议手术治疗内固定。

指 骨 骨 折

【解剖特点及受伤机制】

指骨可分为近、中、远三节，指骨骨折是手部最常见的骨折，可发生于手指的任何节段，发生各种不同类型的骨折。指骨不同部位骨折，受到来自不同方向的肌腱与肌肉的牵拉作用，产生不同方向的移位。如近节指骨中段骨折，受骨间肌和蚓状肌的牵拉，而致向掌侧成角；中节指骨在指浅屈肌腱止点远侧骨折，由于指浅屈肌牵拉，亦发生向掌侧成角；如在指浅屈肌腱止点近端骨折，则受伸肌腱牵拉造成向背侧成角。近节指骨基底部关节内骨折可分为副韧带撕裂、压缩骨折及纵形劈裂骨折 3 类。远节指骨骨折多为粉碎性骨折，常无明显移位，而远节指骨基底部背侧的撕脱骨折通常形成锤状指畸形。

【处理方法】

指骨骨折可发生在近、中、远任意一节，尤以近节骨折多见。指骨骨折复位较容易，但较难维持固定的位置。对于复位困难、开放性骨折或者伴有脱位者，一般建议手术治疗。

近节指骨骨折：手法整复时尽量将腕关节背伸，使掌指关节屈曲30°~40°，近侧指间关节屈曲大概80°，整复骨折及矫正畸形后，将腕关节背伸30°，掌指关节屈曲30°~40°，近侧指间关节屈曲50°~60°，远侧指间关节稍微屈曲固定。一般横断骨折需在原掌侧成角处放一薄层棉纸垫，胶布固定后，掌侧、背侧各放一成瓦片状的塑形竹片，长度不超过指间关节，用胶布固定。若是斜形骨折，则在指骨侧方加用棉纸垫，再用小竹片固定。一般固定3~4周。

中节指骨骨折：中节指骨骨折存在掌侧成角与背侧成角两种。掌侧成角复位固定方法与近节指骨干骨折基本相同。背侧成角时，术者用一手的拇指和食指捏住骨折近段固定患指，另一手的拇指、食指扣住患指末端，在对抗牵引下，将患者近指关节过伸，此时拇指在骨折位置背侧作为支点，轻轻按压，慢慢使骨折复位。复位后，伸直近指关节，在掌侧、背侧放置小竹片，胶布环扎固定，一般固定不超过3周，以免造成关节僵硬。

远节指骨骨折：远节指骨骨折一般为粉碎性骨折，多移位不明显，直接用竹板固定2周即可。远节指骨骨折的治疗难点在于远节基底背侧撕脱骨折引起的锤状指的整复。术者在牵引下，用拇指压住背侧移位的骨块，同时均匀缓慢用力，使远侧指间关节过伸，断面复位后，用匙状铝板将末节固定于过伸位，近侧指间关节固定于屈曲位，捆扎好手指。一般固定3周后去除近节铝板，6 周后去除外固定。

股骨粗隆间骨折

【解剖特点及受伤机制】

股骨粗隆间骨折是指股骨颈基底到小粗隆水平以上的骨折，常见于老年人。由于粗隆部血运丰富，骨折后极少不愈合，但较易发生髋内翻，高龄患者骨折后需长期卧床，容易引起危及生命的各种并发症，如肺炎、泌尿系感染和褥疮等。

【处理方法】

股骨粗隆间骨折的治疗目的主要是防止髋内翻畸形的发生，一般有移位的骨折均可以采用牵引治疗，牵引前进行手法整复。

股骨粗隆间骨折，患者取仰卧位，一助手用手拉住患者腋窝向上牵拉，一助手握住患侧踝部向下牵引，再让一助手固定好骨盆。对抗牵引的过程中，握住踝部的助手慢慢地外展内旋，纠正外旋畸形，术者用布带绕过大腿向外牵拉骨折远端，同时另一只手向内下方推按大粗隆上端，使骨折复位。

复位后采用胫骨结节牵引的方法，一般采用约占身体 1/7 的牵引重量，牵引 8~12 周，骨折愈合好方可去除牵引。在牵引的过程中，应常做踝关节背伸跖屈及股四头肌收缩锻炼，同时观察全身情况，防止骨折并发症的发生。

股骨干骨折

【解剖特点及受伤机制】

股骨是人体中最长、最大且最坚硬的管状骨。股骨干是指粗隆下 2~5cm 至股骨髁上 2~5cm 的骨干。股骨干为三组肌肉所包围。由于大腿的肌肉发达，骨折后多有错位及重叠。骨折远端常有内收移位的倾向，已对位的骨折常有外凸倾向，在骨折治疗中应注意纠正和防止这种移位和成角倾向。股骨下 1/3 骨折时，由于血管位于骨折的后方，而且骨折远端常向后成角，故易刺伤该处的腘动、静脉。

【处理方法】

目前治疗股骨干骨折的方法很多，根据不同的要求，采用不同的方法，目前主要有传统的牵引和外固定疗法、切开复位内固定法、闭合复位外固定支架法。

股骨干骨折后行持续牵引时，患者年龄不同，牵引方法不同。

对于 3 岁以下的儿童采用垂直悬吊皮牵引的方法，此法简易有效，3 周后去除牵引，继续夹板固定 2~3 周，骨折愈合。水平持续皮牵引适合 4~8 岁患儿，髋微屈，中立位，将患肢放于枕头上，用 2~3 千克的牵引重量，下 1/3 骨折则膝屈。牵引妥后，夹板固定，3~4 周去除牵引，再过 2~3 周即可愈合。骨牵引法适于 8~12 岁患儿，将牵引针置于胫骨结节下 2~3 横指的胫骨干，牵引重量为 3~4 千克，妥当后外面以夹板固定牢，4~5 周去除牵引，夹板继续固定 2~3 周，愈合后解除。

对于成人股骨干骨折，一般多采用股骨髁上骨牵引法，采用中立位牵引，开始牵引时重量要大，一般为体重的 1/7~1/8，手法整复争取在 1 周内完成，随后减轻牵引重量，以维持固定。要避免过牵，以免影响骨折愈合。此外，对于下 1/3 或者股骨髁上伸直型骨折则是采用胫骨结节牵引法。

股骨髁上骨折

【解剖特点及受伤机制】

股骨髁上是指股骨内外髁上 5cm 以内部分。股骨髁上骨折时，短小的远折端只有腓肠肌内侧头、外侧头附着，因而骨折多向后倾斜，突起，成角移位，这使得复位和固定都比较困难，同时此处附近有腘窝血管和神经，容易造成损伤。

【处理方法】

股骨髁上骨折临床较少见，分为伸直型与屈曲型，大多数可以采用骨牵引及早期超关节夹板固定的方法治疗，复位困难或者合并血管神经损伤的，建议手术治疗。

伸直型骨折：一助手固定患肢大腿上段，一助手握住小腿向远端牵拉，术者两手掌在膝关节上部两侧相互挤压，再用两拇指向后按压远折端，其余四指向前提近折端。复位后，持续皮肤牵引，微屈膝关节，大腿用夹板超膝关节固定 6～8 周，复查骨折愈合后，去除固定，拄拐活动。

屈曲型骨折：临床多见，横断骨折多采用手法复位固定，斜形骨折则复位困难，且易损伤附近血管神经，一般不建议行手法整复。横断骨折时，患者取仰卧位，屈膝大于 45°，一助手固定患肢大腿上段，一助手握住小腿下段保持膝关节屈曲，再让一助手握住小腿上段持续牵拉，术者两手掌在膝关节上部两侧挤压，矫正侧方移位，接着用两拇指向后按压骨折端前侧，余指向前提远折端，一般即可复位。复位后，屈膝 45°～60°，大腿两侧超膝关节固定，用 4 千克重量皮牵引，持续 6～8 周，一般即可临床愈合。

髌骨骨折

【解剖特点及受伤机制】

髌骨俗称膝盖骨，是膝关节的一部分，具有保护膝关节和增强股四头肌肌力的作用。伸膝过程中，髌骨起到滑车的作用，加大了股四头肌力臂，同时防止股骨前移，向后挤压股骨，加强膝关节的稳定性。髌骨骨折后，保护作用消失，股四头肌肌力减弱。因此，治疗髌骨骨折应尽可能地保留髌骨及其完整性。

【处理方法】

髌骨骨折分为横形骨折、纵形骨折及粉碎性骨折三种，对于移位明显、不易手法整复及外固定困难者，一般建议手术治疗。

对于那些无移位或者稍有移位，但髌腱膜和关节囊无撕裂且关节面平整的，以及髌骨纵形骨折，一般可以采取手法整复。手法整复前应尽量抽尽关节腔积血。手法整复时应根据不同的移位方向，轻柔地采取不同的手法，使得骨折端对平，髌骨完整，关节面平整。手法整复后，根据髌骨大小，用纱布棉花做成的抱膝圈套好，并将四条布带绕于托板后方收紧打结，托板的两端分别用绷带固定于大小腿上。固定2周后，开始股四头肌收缩锻炼，4周后下床练习步行。一般4~6周即可去除外固定，做不负重的膝关节活动。在固定时，有再移位可能，应随时调整，同时布带不宜过紧，以免造成腓总神经损伤。

胫、腓骨骨折

【解剖特点及受伤机制】

胫骨是人体小腿的主要负重骨，腓骨细长，本身不直接负重，起加强和支持胫骨的作用。胫骨上下两段移行交界处的骨骼形态发生变化，骨折好发于此处。胫骨的前内侧有棱角，且此处皮肤薄，易形成开放性骨折。由于胫骨的营养血管从胫骨上、中 1/3 交界处入骨内，故中、下 1/3 处的骨折易损伤营养动脉，发生骨折延迟愈合或不愈合。胫骨上端与下端关节面是相互平行的，若骨折对位对线不良，使关节面失去平行关系，易发生创伤性关节炎。腘动脉在分出胫后动脉后，穿过比目鱼肌肌腱向下走行，胫骨上 1/3 骨折时，极易导致胫后动脉损伤，造成小腿下段的严重缺血或坏死。小腿的肌筋膜与胫骨、腓骨和胫腓骨间膜一起构成四个筋膜室，骨折时骨髓腔出血，或肌肉损伤出血，或因血管损伤出血，均可引起骨筋膜室综合征。腓总神经经腓骨颈进入腓骨长、短肌及小腿前方肌群，腓骨颈有移位的骨折可引起腓总神经损伤。

【处理方法】

胫、腓骨骨折的治疗目的是矫正成角、旋转畸形，恢复胫骨上下关节面的平行关系，恢复肢体长度。无移位的胫、腓骨骨折采用小夹板固定，有移位的骨折采用手法复位小夹板固定。大多数闭合性胫、腓骨骨折可通过非手术治疗达到满意的功能和外形恢复，手术治疗可早期负重，避免或减少骨折并发症的发生。对于开放性骨折，一般建议手术治疗。

稳定性骨折（移位型）：患者平卧，膝关节屈曲 30°。一助手在患肢上侧用肘关节套住患膝后方，一助手在患肢足部，一手握住前足，一手握住足跟部，两助手沿胫骨长轴对抗牵引 3～5 分钟。当近端向前移位时，术者双手抱住患肢小腿向前端提，一助手配合向后按压骨折近端，使骨折对位。如果仍存在内外侧移位，则同时推近端向外，远端向内，一般可复位。

不稳定骨折（螺旋形、斜形）：不稳定骨折的远端易向外侧移位，术者拇指置于胫腓骨间隙，将远端向内侧挤压，余指握住近段内侧，用力向外提拉，此时助手配合将远端稍微内旋，即可对位完全。此时继续牵引，术者双手握住骨折处，助手缓慢摇摆骨折远段，最后术者用拇指和食指沿胫骨前嵴与内侧面来回触摸骨折部，检查复位情况。

骨折整复好后，持续牵引，据骨折移位情况放好压垫，安放小夹板。上 1/3 骨折时，膝关节屈膝 40°~80°，腓骨小头处放置棉垫，夹板下至内、外踝，内外侧板超过膝关节 10cm，胫骨前嵴两侧分别放一块夹板，其中外前侧板压在分骨垫上。中 1/3 骨折时，内外侧板上达膝关节，下至内、外踝，后侧板下端到跟骨结节。下 1/3 骨折时，内外侧板上达胫骨内、外髁，下平足底，后侧板上至膝后，下达跟骨结节上缘。

放好压垫和夹板后，绷带固定。固定期应注意夹板的松紧度，并定时行 X 线检查，发现移位应随时调整夹板。6~8 周可扶拐负重行走，不稳定的胫、腓骨骨折可采用跟骨结节牵引，克服短缩畸形后，施行手法复位，小夹板固定。牵引中注意观察肢体长度，避免牵引过渡而导致骨不愈合。6 周后，取消牵引，改用小腿功能支架固定，后行石膏固定，可下地负重行走。

踝 骨 骨 折

【解剖特点及受伤机制】

踝骨是小腿的胫骨与腓骨最下端与脚部结合的骨骼点，踝穴由内踝、外踝和胫骨下端关节面构成，包容距骨体。距骨体前方较宽，后方略窄，这种形态结构使踝关节背屈时，距骨体与踝穴适应性好，踝关节较稳定，而跖屈时，距骨体与踝穴的间隙增

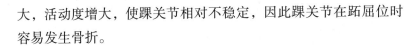

大，活动度增大，使踝关节相对不稳定，因此踝关节在跖屈位时容易发生骨折。

【处理方法】

踝关节是下肢最大的负重关节，踝骨骨折时，应正确对位，恢复内、外踝正常的生理斜度。大多数骨折可通过手法复位加夹板固定来获得满意效果，骨折分离明显、开放性骨折及合并附近韧带断裂者一般建议手术治疗。对于无移位的骨折，仅将踝关节固定在背伸90°中立位3~4周即可获得满意临床效果。

踝骨骨折：手法整复一般在坐骨神经阻滞麻醉下进行，术者应牢记向与暴力作用相反的方向进行复位和固定。患者取平卧位，屈膝90°。先进行内翻牵引，逐渐加大力量，牵引妥后再行旋转加翻转手法，矫正旋转移位，再用两侧扣挤的手法恢复下胫腓关节和内外踝的生理斜度，使骨折复位。

后踝骨折合并距骨后脱位：术者一手握胫骨下段向后，另一手握前足向前提，并徐徐将踝关节背伸，利用紧张的关节囊将后踝拉下，使向后脱位的距骨回到正常位置。当踝关节背伸到90°时，向前张口的内踝大多数亦可随之复位。此时用拇指由内踝的后下方向前上推挤，可使骨折满意对位。

三踝骨折：手法复位只适合后踝不超过关节面1/3者，先复好内、外踝，捆好两侧夹板，一助手用力夹挤已捆好的两侧夹板，术者一手握胫骨下端向后推，一手握足向前拉，徐徐背伸，即可使向后脱位的距骨复位。

手法整复后一般捆上踝关节活动夹板。对后踝骨折超过胫骨下关节面1/3以上者，采用长袜套悬吊牵引，袜套上达大腿根部，下端超出脚尖20cm，用绳托紧下端，上端则用胶布粘好固定，做悬吊滑动牵引。对内、外踝骨折者，整复好后行踝关节夹板两侧固定，并放置塔形垫、梯形垫和空心垫，固定 4 ~ 6 周。

手法整复固定后，患者应积极主动做踝部和足部背伸活动。双踝骨折可加大踝关节的主动活动范围，辅以被动活动。3 周后可以根据病情稳定程度解除外固定，对踝关节周围的软组织进行按摩、理顺筋络、热敷。主动与被动活动相结合，锻炼踝关节功能。

跟 骨 骨 折

【解剖特点及受伤机制】

跟骨形似弓，可分为三部。前部与骰骨构成关节面，其内上方的骨凸为三角韧带附着处。中部即为跟骨体，有前、中、后三个关节面，后关节面最大，三者作为整体与距骨构成距下关节。其中，距下关节前、中关节面部与距舟关节形成距跟舟关节，而后关节面部有独立的关节腔。跟骨后部是短而肥厚的跟结节，上有跟腱附着。此外，丘部位于前、后关节面下方，是压力小梁聚集处。跟骨内前部的载距突承接距骨颈，上附跟舟韧带，下有拇长屈肌肌腱通过。跟骨外侧为滑车突，腓骨长肌腱在其下绕过。

【处理方法】

跟骨为松质骨，骨折常为压缩性骨折，大多为关节内骨折。跟骨骨折复位不良，容易后遗创伤性关节炎及跟骨负重时疼痛。一般情况下，对于累及跟距关节、关节面分离移位明显、骨折合并距下关节脱位者，建议手术治疗。手术治疗患者在术后应抬高患肢，3 ~ 5 天后开始主动活动。

手法整复应在局部麻醉下进行，根据骨折的部位，采用不同的方法进行整复。

载距突骨折：患者取平卧位，助手一手握患足前部，一手握拇趾，先做拔伸牵引，再置拇趾于屈曲位牵引，使拇长屈肌松弛。术者用双手反向握住患足踝部做原位对抗牵引，当助手置拇趾于屈曲位牵引时，用双拇指在内踝下方向外上推顶按压移位骨块，使其复位，此时助手应使前足轻微内旋。

结节骨折：患者取俯卧位，垫一软枕于小腿及踝前，使患侧膝呈半屈位。助手双手固定小腿中下段，术者双拇指分别置于骨折块近端两侧，其余手指置于足背中部并后扳足部，当踝关节极度跖屈时，术者双拇指向下推顶按压上移骨块，使其复位。若骨折端嵌插厉害难以复位，可先摇晃骨块，解除嵌插后，再按上法复位。

体部关节外骨折：患者取俯卧位，一助手双手握小腿中下段做原位对抗牵引，另一助手双拇指置于跟骨结节部，余指握住足部中部，使踝关节极度跖屈，进行拔伸牵引。术者双手交叉，两掌跟相对置于跟部两侧，用力挤压，同时两拇指扣住骨折块近端向下用力推挤，直到骨擦感消失。

累及跟骰关节面或合并距舟关节半脱位的骨折：患者取平卧位，助手双手固定患侧踝部，术者一手置于患足外侧跗跖关节部，一手置于内踝稍前处，做前足内收、内移的两点拨正手法，慢慢地，跟骰关节外移的骨块及向外脱位的距舟关节均可复位。

丘部塌陷骨折：患者取平卧位，助手握住患侧小腿中下部，使膝屈曲90°，做原位对抗牵引，术者双手握住患肢的踝前、跟骨两侧及结节部，向后用力做拔伸牵引；同时采取内外翻摇晃手法，然后大力按压跟骨两侧，直到骨擦感消失。

跟距关节外侧塌陷骨折：首先用治疗丘部塌陷的手法使后关节面骨折复位，然后术者使踝关节外翻，用手掌在外踝下方用力按压外移的外后侧骨块，一般情况下，移位的骨块及跟距关节均可复位。

跟骨骨折整复后用小腿石膏托固定 4~6 周，待临床愈合后拆除石膏，拆除后做功能锻炼。但下地行走不宜过早，一般在伤后 12 周以后下地行走。

跖 骨 骨 折

【解剖特点及受伤机制】

跖骨属于短管状骨，分为头、颈、体、底四部分。五根跖骨位于足纵弓前段，共同构成了足横弓前部，是前足的主要着力部位。第 1 跖骨在足负重中占有重要地位，其短而坚强，且与第 2 跖骨间无关节、韧带相连，相对灵活。其余跖骨基底间相互连接，尤其是第 2 与第 3 跖骨连接最稳定。第 5 跖骨外侧有腓骨短肌腱附着。

【处理方法】

跖骨骨折多为数根跖骨同时受累，单根骨折较少见。骨折可发生在跖骨的任意部位，以基底部居多，颈部最少。治疗跖骨骨折最重要的是恢复足弓形态，以确保足弓稳定，防止足部正常功能丧失。大部分跖骨骨折保守治疗即可，开放性骨折建议手术治疗。

无移位的跖骨骨折可直接进行固定，其他则应采取手法整复。局部麻醉下，用绷带系住骨折远端趾骨。一助手握住足踝做原位对抗牵引，一助手抓住绷带，先做纵向拔伸牵引，矫正成角畸形及重叠移位，再向足远端偏下方牵拉。术者则握住足背，另外一手拇指从足底顶住跖侧移位的骨折远端，行两点捺正手法，使其向背侧成角，再行折顶手法，即可矫正骨折端跖侧成角。此时助手还需用小力道持续牵引。

手法整复后，用石膏塑形足托固定，绑好绷带。固定好后，早期可进行足趾及踝部屈伸活动，1~2周后可扶着拐杖无负重行走，一般4~6周可拆除外固定石膏，负重走。第5跖骨基底部愈合较慢，去除石膏后，若无症状，方可行走，若仍有症状，应适当延长固定时间。

趾 骨 骨 折

【解剖特点及受伤机制】

足趾位于足的前端，辅助足的推进和弹跳，由于其对地面的附着力，人们不容易在站立或行走时摔倒。足趾与跖骨形成跖趾关节，跖趾关节的跖屈与背伸运动对于维持正常步态具有重要作用。

【处理方法】

趾骨骨折以拇趾骨折多见，多为直接暴力所伤，骨折形状各异。治疗时一定得使骨折端的跖面平整并且跖趾关节能活动自如。跖骨骨折经过适当方法处理后一般预后满意。

趾骨末端骨折及其他无移位的跖骨骨折无需手法整复，可直接进行固定，若有甲下瘀血，则需针刺引流后再固定。对明显移位的骨折，局部麻醉后，助手双手握住患肢足踝做对抗牵引，术者捏住患趾末端，沿着纵轴方向做纵向牵引，此时另一只手的食指和拇指纠正骨折移位或成角。

手法整复好后，在患趾与邻趾之间垫上几层纱布，用宽胶布将患趾固定于邻趾上。骨折整复固定后，应抬高患肢，一般1~2周后可扶拐行走。固定时若有不适，可据症状采用一定的药物治疗。

第二节　脱　　位

颞下颌关节脱位

【解剖特点及受伤机制】

颞下颌关节脱位多发于老年人及体质虚弱者，脱位时下颌骨髁状突滑出关节窝以外，超越了关节运动的正常限度，以致不能自行回复原位。根据脱位的方向，可分为前方脱位、后方脱位、上方脱位、内侧脱位与外侧脱位。根据脱位的性质，分为急性脱位、复发性脱位和陈旧性脱位。临床以急性前脱位较多见，常因大张口，如大笑、打哈欠、长时间拔牙治疗或张口时下颌受到外力的打击引起，不能自行复位。

颞下颌关节是由下颌骨的一对髁状突和颞骨的一对下颌关节窝组成。髁状突和关节窝均在关节囊内，关节囊较松弛而薄弱，尤其是关节囊前壁为甚。髁状突和关节盘向前滑移，突破了前方关节囊，滑到关节结节前方，则形成前脱位。

【诊断及处理方法】

根据过度张口或暴力打击外伤史，患者口张不能闭，面部变长，言语不清，流涎，触诊时在患侧耳屏前可扪到凹陷区，在患侧颧弓下可触及下颌骨髁状突即可诊断。X线检查可明确有无脱位、脱位类型及有无合并骨折。

绝大多数急性脱位可手法复位。手法复位方法主要分两大类：口腔内复位，口腔外复位。口腔内复位最常用，在此做详细介绍：①准备：患者取端坐位，术者站在患者前面，用纱布缠绕术者双手拇指，伸入患者口腔内放在最后一个下臼齿的咬面上，其余手指握住患者的下颌骨下缘，嘱患者做轻闭口动作。②复位：术者双手拇指向下压下臼齿，牵拉脱位关节，其余手指缓慢上推下颌骨，同时向后推动下颌骨，当听到滑动弹响声时，说明已复位。③术者将拇指从患者口腔内退出，嘱患者保持半张口位，吊颌绷带固定3周，同时内服中药。

口腔内复位的要点一是患者取低坐位，下颌部低于术者两臂下垂时肘关节水平位置；二是嘱患者做轻闭口动作。大多数情况下，患者不知如何配合术者，往往采取张口位，此时开口肌及周围韧带强烈收缩，对抗术者牵拉用力，不利于复位。

口腔内复位也存在缺点：①需把拇指放入患者口腔，容易引起患者的不适感；②在复位成功时，患者上下颌快速咬合，可能咬到术者拇指；③患者多为老年人，牙齿松动者多见，在整复过程中过度用力易损伤牙齿，可能导致牙齿脱落；④对老年患者或重度骨质疏松症患者，整复用力过大可能引起髁突骨折。所以对于老年体弱患者，口腔外复位可以避免口腔内复位的弊端。其复位方法为：首先，两拇指指腹放置于双侧颞颌关节处，按摩关节处1~2分钟，使肌肉松弛。复位时，两拇指放在髁突前缘，用力将髁突向下方挤压，同时其余手指将下颌体向前推，有弹响声表明复位成功。但口腔外复位对咀嚼肌发达患者疗效欠佳。

再脱位是最常见的并发症，所以术后护理尤为重要。短期内，患者张口距离应小于一个手指的宽度，打哈欠时应用手扶住下颌。对于曾反复脱位的患者，应做绷带外固定，也可用自制弹性圈外固定，其舒适性更好。

肩锁关节脱位

【解剖特点及受伤机制】

肩锁关节是由肩峰与锁骨远端构成的关节，其稳定性主要由肩锁韧带和喙锁韧带维持，该关节位于皮下，是上肢外展、上举不可缺少的关节之一，同时参与肩关节的前屈和后伸运动。此关节脱位均有外伤史。根据伤力及韧带断裂程度可分为三型。Ⅰ型：肩锁关节处有少许韧带、关节囊纤维的撕裂，关节稳定，疼痛轻微，X线片显示正常。Ⅱ型：肩锁关节囊、肩锁韧带有撕裂，喙锁韧带无损伤，锁骨外端翘起，呈半脱位状态，按压有浮动感，可有前后移动，X线片显示锁骨外端高于肩峰。Ⅲ型：肩锁韧带、喙锁韧带同时撕裂，肩锁关节明显脱位。

肩锁关节脱位的原因可分为直接暴力和间接暴力，以直接暴力更为常见。如上肢于内收位时摔倒，肩部着地，外力使肩峰向下方移位，肩锁关节扭伤甚至撕裂，暴力进一步传导至喙锁韧带，过大的外力会使喙锁韧带在锁骨的附丽点处断裂，造成锁骨上的悬吊结构被破坏而出现上肢下垂。肩锁关节脱位常合并锁骨远端骨折、喙突骨折、肱骨大结节骨折，伴血管神经损伤者较少见。

【诊断及处理方法】

根据外伤史，肩锁关节部有压痛、锁骨外端向上移位、上肢活动受限、迅速下压锁骨远端后解除压力、锁骨下沉后弹起等临床表现，并结合X线片检查即可明确诊断。

对于Ⅰ型肩锁关节脱位，通过悬吊外固定1~2周即可获得满意的临床疗效。对于Ⅲ型肩锁关节脱位或者合并骨折者，单纯

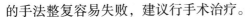

的手法整复容易失败，建议行手术治疗。

对于Ⅱ型肩锁关节脱位，可首先考虑手法复位。①准备：患者取坐位，双手叉腰，术者站在患者背侧，助手一手托住患者肘部，一手握住患者腕部。②复位：术者一手放于患侧锁骨近端，一手掌大鱼际用力向下推压锁骨远端，同时助手上举、外旋前臂及肘部，再迅速内收，当听到"咔擦"声时，术者把稳复位端，助手进行检查，肩峰与锁骨远端平整，肩关节上举、外展、屈伸活动可，说明复位成功。③将事先制作好的硬纸垫置于肩锁关节部，用"8"字绷带肩腋环绕加压固定，患侧前臂屈肘90°悬吊外固定4～6周，同时内服中药，解除固定后中药熏洗并锻炼肩关节至功能活动恢复正常。

手法复位要点：一是助手上举、外旋再内收患肢的动作要连贯、迅速；二是肩锁关节部必须加压固定，以限制胸锁乳突肌的牵拉力，同时推挤肩胛骨及肱骨干，使肩锁关节保持稳固，避免再次脱位。

对于不能忍受长时间制动或者对美观有较高要求的患者，手术治疗是较合适的一种选择。

肩关节脱位

【解剖特点及受伤机制】

肩关节脱位好发于20～50岁的男性成年人，发病率略次于肘关节脱位，以肩关节前脱位常见，多为外伤性。根据脱位后肱骨头所在的部位，分为盂下脱位、喙突下脱位、锁骨下脱位及罕见的胸腔内脱位，以前二者多见。肩关节脱位多由间接暴力所致。当病人向一侧跌倒，手掌着地，肱骨干呈高度外展外旋位，由手掌传至肱骨头的外力使之冲破关节囊前壁，向前脱出至喙突下空隙部，造成喙突下脱位。另一种为杠杆作用的外力，当上肢过度外旋、过伸、外展，肱骨颈受到肩峰冲击成为杠杆的支点，使肱骨头向前下部滑脱，先为盂下脱位，后滑至前部成为喙突下脱位。直接暴力多因外力由肱骨头后部传来，致肱骨头向前脱位，但临床少见。

损伤主要变化为关节囊撕裂及肱骨头移位，关节囊破裂多在关节盂的前下缘或下缘，有时也可有关节囊附近处撕裂，甚至关节盂唇或骨性盂缘一侧撕裂，伴肱骨头后外侧发生压缩性骨折。当关节囊靠近肱骨头撕脱，由于肩袖、肩胛下肌腱及肱二头肌长头肌腱与关节囊相连，这些肌腱有时可与关节囊一起撕裂。肱二头肌长头肌腱因与关节囊密切相关，有时可由结节间沟向外滑至肱骨头后侧，妨碍肱骨头复位，这是手法复位不成功的主要原因。

肩关节脱位常合并肱骨大结节撕脱骨折，腋神经或臂丛神经的内束有时被牵拉或被肱骨头压迫，有时合并肱骨外科颈骨折，伴血管损伤者较少见。

【诊断及处理方法】

根据外伤史，局部呈方肩畸形，弹性固定及搭肩试验阳性即可诊断。X线片检查可确诊有无脱位、脱位类型及有无合并骨折。

绝大多数新鲜肩关节脱位可手法复位，有条件者可在麻醉下进行。常以拔伸、旋转、钩托法复位。①准备：患者取坐位，助手甲从腋下抱住患者胸臂，助手乙握住肘关节近端，将患肢向上外展、屈肘，术者双手食指、中指、无名指及小指托住肱骨头，两拇指按住肩关节。②复位：甲、乙两助手持续拔伸牵引1～2分钟，在保持牵引的同时，助手乙先将患肢内旋，再外旋，术者感到肱骨头在指下转动，此时，术者两手用力将肱骨头上托，助手乙持续牵引，并将患肢极度外旋，术者即有肱骨头滑动入穴的感觉，有时可闻及回纳声。方肩畸形消失，患者疼痛感明显减轻，弹性固定解除，提示脱位已复位。③将患肘屈肘90°绑带悬吊外固定4～6周，同时以中药内服，膏药外贴。

手法复位的要点：一是患者要取低坐位，患肢势必向上、向外展，肱骨头不易被卡住，利于复位。二是拔伸、牵引必须持续、均匀，不能忽大忽小，时有时无；患肢在持续牵引下先外旋再内旋，外旋是为了松解关节囊，取"欲擒故纵"之意。三是术者钩托要与助手的牵拉、旋转同时发力。

肘关节脱位

【解剖特点及受伤机制】

肘关节脱位是临床最常见的脱位，多发生于青少年，以肘关节后脱位常见，多为外伤性。根据桡尺近侧关节与肱骨远端所处的位置，可分为后脱位、前脱位、侧方脱位及骨折脱位。按照发生时间，可分为新鲜脱位及陈旧性脱位。肘关节脱位多由间接暴力所致。当病人跌倒时手掌撑地，肘关节处于伸直位，前臂处于旋后位，外力由手掌传至肘部使肘关节过度后伸，尺骨鹰嘴尖端猛烈冲击肱骨下端的鹰嘴窝，形成杠杆作用，致附着于喙突的肱前肌和肘关节囊的前侧被撕裂，则造成尺骨鹰嘴向后上移位，同时尺骨冠突和桡骨头向后滑脱形成肘关节后脱位。肘关节前脱位者少见，多为直接暴力所致，外力作用于肘关节后面或肘部在屈曲位撞击地面引起尺骨鹰嘴骨折和尺骨近端向前脱位。肘关节侧方脱位是肘关节处于内翻或外翻位，外力传导至肱骨的下端，导致肱骨下端向桡侧或尺侧移位，以青少年多见。肘关节分离脱位极少见。

肘关节囊前后壁薄而松弛，侧方有坚强的韧带保护，尺骨冠突较尺骨鹰嘴小，对抗尺骨向后移位的能力要比对抗向前移位的能力差，所以肘关节后脱位最常见，其次是前脱位和侧方脱位。肘关节脱位常合并肱骨内外髁骨折、尺骨鹰嘴骨折和冠状突骨折，以及关节囊、韧带或血管神经束的损伤。

【诊断及处理方法】

根据外伤史，肘后三角关系，弹性固定畸形即可诊断。X线片检查可确诊有无脱位、脱位类型及有无合并骨折。

绝大多数新鲜肘关节脱位可手法复位，有条件者可在麻醉下进行。常以拔伸、端提、屈曲法复位。①准备：患者取坐位，助手甲从背后以双手抱住患者上臂，助手乙站在患者前面，双手握住患者腕部，使前臂于旋后位，术者站在患者侧方，双拇指置于鹰嘴尖部，其余手指环握前臂上端。②复位：术者牵拉前臂向后侧，分离尺骨冠状突和肱骨下端，助手甲和助手乙持续相对拔伸牵引，然后助手乙逐渐屈曲肘关节，术者由后向前，用向下的力推尺骨鹰嘴，术者即有肱骨滑车滑动入穴的感觉。肘后三角关系恢复，患者疼痛明显减轻，弹性固定解除，提示脱位已复位。③用夹板或者石膏将肘关节固定于屈曲90°前臂中立位2~3周，同时内服中药。

手法复位要点：一是牵引必须持续、均匀，不能忽大忽小、时有时无；二是把患者前臂先向后侧牵拉，是为了分离尺骨冠状突和肱骨下端，有"欲擒故纵"之意；三是术者必须掌握用力的方向和时机，避免损伤肘部血管、肌肉及神经。

复位成功后，需拍片复查并详细检查患肢，再次明确是否有合并伤情况，骨折位置是否满意，需不需要二次手术；评估血管、神经损伤程度，明确是否需要急诊探查。严重的肘关节损

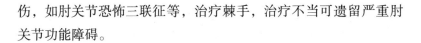

伤，如肘关节恐怖三联征等，治疗棘手，治疗不当可遗留严重肘关节功能障碍。

小儿桡骨小头半脱位

【解剖特点及受伤机制】

小儿桡骨小头半脱位多发生于 5 岁以下幼儿，1～3 岁发病率最高，多由间接暴力所致。当患者肘关节伸直，腕部忽然受到纵向牵拉时容易引起桡骨小头半脱位。5 岁以下小儿桡骨小头发育不健全，桡骨小头和桡骨颈的直径几乎相同，部分患者桡骨小头直径甚至小于桡骨颈，同时环状韧带及肘关节囊前部比较松弛，大人突然牵拉小儿前臂时，桡骨小头从周围环状韧带或者关节囊前部滑脱，同时肱二头肌收缩，将桡骨小头拉向前方，环状韧带被嵌顿在肱桡关节面之间，引起半脱位。有时患儿玩耍翻身时上臂被压在身体下亦引起脱位。

【诊断及处理方法】

根据小儿患肢有纵向牵拉损伤史，受伤后不愿上抬患肢，前臂不能旋后，桡骨小头有明显压痛即可诊断。X 线检查不能发现异常改变。

一般手法复位均能成功，常以指压、旋后、屈肘法复位。①准备：家长抱住患儿取坐位。术者面对患儿，一手握住患儿腕部，另一手拇指放于桡骨小头处，其余四肢环握前臂上端。②复位：放于肘中部的拇指按压桡骨小头，同时放于腕部的手适当用力牵拉前臂，使其旋后，然后屈肘，术者即有桡骨小头滑动入穴的感觉。将物品放于高处，让患儿上举患肢抓住物品，如能成功，说明复位成功。复位后一般不做制动处理。

手法复位要点：一是术者动作轻柔，掌握牵拉的力度，切忌牵引力过大、过猛；二是如果最初复位不成功，可使患儿前臂旋前，然后屈肘整复；三是患儿言语表达能力弱、哭啼，无法配合检查以致影响诊断，术者必须向家长详细了解牵拉损伤史；四是尽量避免 X 线拍照辐射，但若有明显外伤史，怀疑有桡骨头、肱骨髁上骨折者，需行 X 线检查；五是复位后一般不需要固定制动，但应预防复发，需向家长交代 3 天内避免牵拉患儿伤肢，或屈肘90°绷带悬吊外固定1～2 天。

髋关节脱位

【解剖特点及受伤机制】

髋关节是由股骨头、髋臼组成的球窝关节，周围由致密关节囊及肌肉包绕，稳定而强大，一般不易脱位。髋关节脱位多为强大的暴力引起，好发于活动力强的青壮年男性。在正常的解剖关系上，股骨头位于髂前上棘与坐骨结节的连线上，根据脱位后股骨头与髂前上棘与坐骨结节连线的前后位置关系，可分为前脱位、后脱位及中心性脱位。根据脱位后到整复的时间长短，可分为新鲜脱位、陈旧性脱位。临床上以后脱位最为常见，多为间接暴力所致，当病人屈髋90°时，股骨干呈过度内旋、内收位，由腿部或者膝部传导至股骨头的外力可使股骨头冲破关节囊而向后突出髋臼，造成髋关节后脱位。另一种为杠杆作用的外力，当髋关节外旋、外展时，大转子顶部与髋部上缘接触，成为杠杆的支点，大转子受到传导而来的外力时，股骨头突破关节囊的前下方，脱出髋臼，形成前脱位。中心性脱位是作用于大转子外侧的暴力传导至股骨头顶部，冲击髋臼底部，以致髋臼底骨折，股骨头连同骨折块一起向盆腔内移位，造成髋关节中心性脱位。当脱

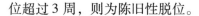

位超过 3 周，则为陈旧性脱位。

损伤主要变化为关节囊撕裂、髋臼底骨折及股骨头移位，关节囊脱位多在关节盂的后下缘或前下缘。髋关节脱位时，髂股韧带使患肢保持一定的姿势，整复过程中，亦是以此韧带作为支点进行复位。有时梨状肌可阻碍髋关节复位。髋关节脱位常合并髋臼缘骨折，坐骨神经有时被较大的骨折块压迫或刺伤。有时合并股骨干骨折，周围软组织损伤，也可伴随血管损伤。

【诊断及处理方法】

根据外伤史，髋关节畸形，弹性固定，粘膝征阳性或骨盆分离及挤压试验阳性可诊断。X 线片检查可确诊有无脱位、脱位类型及有无合并骨折，必要时可进行髋关节 CT 和 MRI 检查，明确有无软组织及血管损伤。

治疗时，先试行不麻醉的手法复位，如失败再在麻醉下整复。常以按压、拔伸、旋转法复位。以髋关节后脱位为例：①准备：患者平卧于地上，助手用两手按压患者的髂前上棘，依靠自身的重力及外力固定骨盆。术者面对病人，骑跨于患肢，弯腰屈膝站立，一手肘窝置于患者的腘窝部，另一手握住自身前臂，使患者屈膝、屈髋 90°。②复位：术者先内旋、内收位顺势拔伸，然后腰部伸直，借助伸膝伸髋的力垂直向上提拉，使股骨头接近关节囊裂口，稍稍旋转患肢，术者即有股骨头滑动入穴的感觉，再将患肢伸直，即可复位。有时可闻及入臼的弹响声。弹性固定解除，粘膝征阴性或骨盆分离及挤压试验阴性，患者疼痛感明显减轻，提示复位成功。③复位后，予以患肢人字鞋固定制动，防止患肢内旋或外旋，皮牵引 4 周，同时予以中药口服，膏药外贴。

后脱位手法复位要点：一是患者平卧于地上，术者可充分利用其自身伸膝伸髋的力量对抗患者髋关节周围肌肉韧带的牵拉力；二是拔伸、牵引必须持续有力，不能忽大忽小、断断续续。三是术者向上提拉股骨头时，助手必须保证患者骨盆固定，不离开地面。

髋关节前脱位的复位方法是：助手甲固定患者骨盆，助手乙将患肢从外展外旋位渐渐向上拔伸至屈髋90°，术者双手环抱患者大腿根部，向后外方按压，股骨头即可滑入髋臼。中心性脱位可直接骨牵引4~6周。

对于合并髋臼缘骨折的患者，整复后建议行CT扫描，明确骨折位置，若骨折位置不佳，则考虑行手术治疗。髋关节脱位提倡早期治疗，陈旧性脱位预后较差，治疗不当会引起股骨头坏死，应引起重视。

第三节　伤　　筋

颈部软组织损伤

【解剖特点及受伤机制】

颈部是人体脊柱中最灵活、运动性较大且不易保护的部位，其稳定性主要靠头颈的正确姿势和颈肩背肌肉力量来加固。颈部软组织极易因遭受突然的外力而导致急性软组织损伤，以局部疼痛、肿胀、功能活动受限为主要特征。急性肌肉拉伤是在日常工作或运动训练中，颈部突然扭转或前屈、后伸，致颈部肌肉骤然收缩或过度牵拉所致，常发生在胸锁乳突肌、斜角肌群和斜方肌上部、头上肌、颈夹肌及韧带等。当暴力较大时，亦可使颈椎后关节突张开，关节内负压使滑膜嵌入上、下关节突之间，造成颈椎滑膜嵌顿。颈部软组织挫伤则是由头颈部被碰撞及器械打击所

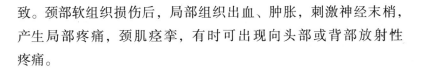

致。颈部软组织损伤后，局部组织出血、肿胀，刺激神经末梢，产生局部疼痛，颈肌痉挛，有时可出现向头部或背部放射性疼痛。

【诊断及处理方法】

诊断要点：大多表现为单侧，男性略多于女性。有明显受伤史，主要症状为颈部疼痛及活动受限，轻者为针刺痛，重者如刀割样或撕裂样疼痛。疼痛主要在颈部，也可以模糊地放射至头、背和上肢。任何活动均可加重疼痛，以致转头时两肩亦随之转动。检查可见患者肌肉微肿，多在斜方肌、肩胛提肌起止点、胸锁乳突肌肌腹部有明显压痛，肌张力较高，可触及痉挛的肌肉呈条索状硬结。

处理方法：推拿时应注意手法轻柔，避免用强烈快速的旋转手法，以防加重损伤或造成颈椎脱位。患者坐位，术者一手扶住患者前额部，另一手在颈肩背区先做表面抚摩，然后在颈后伤筋和痉挛的斜方肌、头夹肌、颈夹肌、乳锁乳突肌等部位进行揉、捏、㨰等手法舒理筋肉，然后提拿肩井和项根部的筋肉，弹拨痉挛筋腱数次，指压阿是穴、肩井、天宗、风池、太阳、缺盆、合谷等穴，最后用拍打等理筋手法。

胸 壁 扭 伤

【解剖特点及受伤机制】

胸壁软组织包括胸壁固有肌（肋间内肌、肋间外肌、肋内筋膜、胸横肌）、肋间神经、血管、淋巴等组织。胸部扭伤致胸壁局部筋伤和气血经络功能紊乱，从而出现胸部疼痛。肋骨有许多大小不等的肌肉附着，过度劳损或外伤性牵拉可造成肌肉撕裂伤，引起相应局部的出血、肿胀、胸壁部疼痛、肌肉痉挛。

【诊断及处理方法】

诊断要点：有明显胸部外伤史。胸肋部疼痛可牵涉肩背部，活动时加重，以后逐渐减轻。肌肉有撕裂伤者，损伤局部明显肿胀、疼痛，严重者可有皮下瘀斑；肋椎关节错缝者，有放射性肋间神经痛，吸气时加重神经压迫，则疼痛加重；轻者呼吸、咳嗽时疼痛，重者往往痰中带血或咯血。胸廓挤压试验阴性，即术者用双手避开局部疼痛处，于前后或左右挤压胸廓，局部疼痛症状未见加重。此体征可以用于与肋骨骨折鉴别。

处理方法：伤后 24 ~ 48 小时后可行按摩治疗。患者正坐方凳上，助手蹲在患者前方，用双手分别按住患者两胯部。医者站在患者身后，双前臂由患者两腋下穿过，双手按在其胸前，并用一手持清洁毛巾准备堵患者口鼻。将患者轻轻摇晃 6 ~ 7 次，用提法将患者提起，令患者深吸气，并用毛巾捂其口鼻，向健侧旋转，然后使患者向患侧屈旋，一手按在所伤之肋骨由后向前戳按。术后嘱患者下地行走活动，可做适当扩胸、肢体伸展运动，加强深呼吸，鼓励患者咳嗽。

急性腰扭伤

【解剖特点及受伤机制】

急性腰扭伤又称"闪腰"，是由于劳动时姿势不正，用力不当，负荷超重，或突然改变体位等原因，导致腰部软组织扭伤，出现局部肿痛、活动障碍等症状。其好发部位多在腰部骶棘肌、腰背筋膜的附着处、棘上韧带和椎间小关节，亦可发生在两旁的腹外斜肌处。

【处理方法】

诊断要点：有扭伤或用力不当史，可见腰部疼痛，俯仰转侧不利，一侧或两侧骶棘肌痉挛，行动困难，咳嗽、喷嚏可使疼痛加重，有些患者可伴有下肢牵涉性疼痛，大多数涉及臀部、大腿后部，局部有压痛点。X 线表现为生理曲度消失或侧凸，或无明显改变。

处理方法：①点穴。让患者俯卧，术者双手自大杼由上而下点按椎旁穴位，以及双下肢环跳、委中、承山而至昆仑、太溪，以酸胀为度。②揉搓。双手分置于腰脊两旁，自上而下按压腰椎及两侧骶棘肌 3 次，然后用揉法及搓法施于腰部，重点为压痛处及腰肌痉挛处，以舒展筋络。③提腿。术者一手压患处，另手托扶患腿，向后上做有弹性的提晃 2～3 次后，再稍用力向上托提，同时另一手向下按压腰部，常可听到响声，对骶髂关节扭伤者效果更佳。④扳腿。患者侧卧，上面的腿屈曲，下面的腿伸直。术者立于患者背后，一手扶其肩部，另一手压臀部，双手相向用力，使上身旋后，骨盆旋前，做数次有弹性的晃动后，使腰部扭到最大的限度，再稍用力做一稳定的推扳动作，常听见清脆的弹响声，对腰椎小关节嵌顿者效果较佳。

肩关节周围炎

【解剖特点及受伤机制】

肩关节周围炎是一种因肩关节周围软组织病变，引起肩关节疼痛和活动受限的肩部疾病，简称肩周炎，是肩关节囊及其周围韧带、肌腱和滑囊的慢性特异性炎症。由于肩周炎好发于 50 岁左右，又称"五十肩"。肩周炎疼痛多以夜间为甚，可逐渐加重，甚至不能梳头、系裤带；肩关节可有广泛压痛，并向颈部及肘部放射，还可出现不同程度的三角肌萎缩；有时也可自行缓解，其表现轻重差异很大。本病的病因目前尚未完全清楚。有人认为，本病是因肩部损伤、上肢骨折、颈椎病等使肩部活动减少或长期固定不动，以及冈上及冈下肌腱炎、肱二头肌长头腱鞘炎、钙化性肌腱炎、肩峰下滑囊炎等继发而来。中医认为，本病是年老、体衰、气血虚损、筋失濡养、风寒湿等外邪侵袭肩部，经脉拘急所致。故气血虚损，血不荣筋为内因，风寒湿外邪侵袭为外因。

【诊断及处理方法】

诊断要点：起初肩部呈阵发性疼痛，多数为慢性发作，以后疼痛逐渐加剧，钝痛或刀割样痛，且呈持续性，气候变化或劳累后常使疼痛加重，疼痛可向颈项及上肢（特别是肘部）扩散，当肩部偶然受到碰撞或牵拉时，常可引起撕裂样剧痛。肩痛昼轻夜重为本病一大特点，若因受寒而致痛者，则对气候变化特别敏感。肩关节向各方向活动均可受限，以外展、上举、内旋、外旋更为明显，晚期可发生废用性肌萎缩，出现肩峰突起、上举不便、后伸不能等典型症状，此时疼痛症状反而减轻。根据病史和临床症状多可诊断。常规摄片大多正常，年龄较大或病程较长者，X线平片可见到肩部骨质疏松，或冈上肌腱、肩峰下滑囊钙化征，但无骨质破坏。

处理方法：术者用拇指或手掌自上而下按揉患侧肩关节的前部及外侧，时间1~2分钟，在局部痛点处可以用拇指点按片刻。用第2~4指的指腹按揉肩关节后部的各个部位，时间1~2分钟，按揉过程中发现有局部痛点，亦可用手指点按片刻。用拇指及其余手指联合揉捏患侧的上臂肌肉，由下至上揉捏至肩部，时间1~2分钟。还可在患肩外展等功能位置下，用上述方法进行按

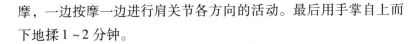

摩，一边按摩一边进行肩关节各方向的活动。最后用手掌自上而下地揉1～2分钟。

背部软组织捩伤及劳损

【解剖特点及受伤机制】

胸背肌包括表层的胸背筋膜，以下分别为斜方肌、大菱形肌和小菱形肌，这些肌肉与肩胛带的冈上肌、冈下肌、小圆肌都以肩胛骨为附着点。所以，上肢运动也包括这些胸背肌的运动。长期的单侧上肢劳累，容易引起胸背肌的损伤。外伤或肩背重物、单上肢运动、长期伏案工作可引起背部肌筋膜损伤，损伤亦可发生在两旁的腹外斜肌处。

【诊断及处理方法】

诊断要点：患者初起感背部不适，麻痹胀感，逐渐出现疼痛，有时牵涉胸痛、胁痛。一侧上肢运动时，背痛加重，胸背痛或牵涉胸胁痛。上部胸椎旁或肩胛内侧有压痛或触及索状改变。影像学检查未发现胸椎及肺心病变。

处理方法：根据受伤部位不同，选择不同的手法。①菱形肌损伤，用揉肩胛内缘法：患者坐位，患者以手臂抱对侧肩，使背部肌肉处于紧张状态，医者用拇指或掌根揉按脊柱与肩胛骨内侧缘，两侧均施以同样手法。②肩胛胸壁关节损伤，用揉肩胛下角法：患者坐位，并以患侧肩臂极力内旋，手贴于背使患侧手摸健侧肩胛骨，患侧肩胛骨翘起。医者一手扶托患者肩臂，一手以拇指沿突起的肩胛翼内缘向下向内揉按，反复多遍。③肩带扭伤，斜方肌、菱形肌、肩胛提肌捩伤，用提肩揉背法：患者正坐，医者立于患侧，用一手自肩胛骨上角内侧向下按摩数次（由轻到

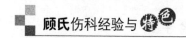

重），另手上提患侧腋窝，反复提拉患侧肩部。最后用松筋手法。

肱骨外上髁炎

【解剖特点及受伤机制】

肱骨外上髁炎是以肘关节外侧前臂伸肌起点处肌腱发炎引起疼痛为主要症状的一种疾病，又称网球肘。其病理改变为：①伸腕肌腱纤维由肱骨外上髁部分撕脱，特别是桡侧伸腕短肌；②肱桡关节处局限性滑膜炎；③支配伸肌神经分支神经炎，骨间背侧神经在穿过旋后肌两头之间时被卡住；④环状韧带变性。疼痛是由前臂伸肌重复用力引起的慢性撕拉伤造成的。患者会在用力抓握或提举物体时感到患部疼痛。网球肘是过劳性综合征的典型例子，网球、羽毛球运动员较常见，家庭主妇、砖瓦工、木工等长期反复用力做肘部活动者，也易患此病。

【诊断及处理方法】

诊断要点：本病多数发病缓慢，症状初期，患者只是感到肘关节外侧酸痛，肘关节外上方活动痛，疼痛有时可向上或向下放射，感觉酸胀不适，不愿活动。一般在肱骨外上髁处有局限性压痛点，有时压痛可向下放射，甚至在伸肌腱上也有轻度压痛及活动痛。局部无红肿，肘关节伸屈不受影响，但前臂旋转活动时可疼痛，严重者伸指、伸腕或执筷动作时即可引起疼痛。伸腕抗阻试验阳性，即患者伤肘微屈，前臂旋前，检查者一手托住患者前臂，另一手加外力握其腕部，令其前臂抗阻力旋后，此时，肱骨外上髁部疼痛。X线检查，晚期病例可见肱骨外上髁表面粗糙或骨质增生，伸肌腱末端钙化或骨化。

处理方法：患者坐位，患肢前臂旋后。医生一手握患侧腕部，另一手从前臂至上臂来回做表面抚摸和揉捏手法，重点揉捏前臂至上臂外侧；再将拇指按压在肱骨外上髁或肱桡关节间隙及周围，向上下、左右做推拨手法1~2分钟，使之有酸胀感，同时屈伸肘关节及旋转前臂数次，掐揉曲池、手三里、外关等穴；最后揉捏、抚摩1~2分钟。如果网球肘的晚期或顽固性网球肘经过正规保守治疗半年至1年，症状仍然严重，影响生活和工作，可考虑采取手术治疗。手术方法有微创的关节镜手术和创伤不大的开放性手术，以清除不健康的组织，改善或重建局部的血液循环，使肌腱和骨愈合。要使治疗效果满意，不复发或少复发，一定要改变不良习惯。

下桡尺关节损伤

【解剖特点及受伤机制】

下桡尺关节由尺骨头侧方的环状关节面及桡骨的尺骨切迹组成，切迹的远侧缘有三角纤维软骨盘附着，止于尺骨茎突的基底部。在前臂旋转活动时，下尺桡关节为车轴关节，桡骨围绕尺骨，并以尺骨为轴心做150°旋转。前臂旋转时，桡骨远端以尺骨小头为轴心做公转活动。当腕关节在极度旋前和背伸位置时，尺骨远端关节有分离倾向。如果这时腕部遭受外来阻力，如扣球、跳马、用力旋螺丝，都易发生下尺桡关节损伤。桡骨下端骨折往往合并下尺桡关节脱位；腕部高度旋前暴力，易造成背侧尺桡韧带断裂和尺骨向背侧移位；腕部高度旋后暴力，易造成掌侧韧带断裂，使掌侧分离。

【诊断及处理方法】

诊断要点：急性损伤者腕部外伤史明确，腕部下尺桡关节肿胀、压痛，可伴弹响。慢性损伤可无明显腕部外伤史，病人多有职业特点，工作姿势可提供诊断线索。表现为腕部尺侧有酸胀和疼痛，腕无力，用力握拳和提重物时疼痛明显。远侧尺桡关节松弛，尺骨小头比正常人向背侧隆起，特别在前臂极度旋前时，尺骨小头的背侧隆起更明显，但可压回原位，有弹跳感。下尺桡关节摩擦痛，关节盘挤压试验阳性，即腕部极度掌屈、旋前和尺偏时，加挤压旋转力量，可在尺骨小头远端引起压痛。X 线检查，旋前位时正位片可见尺桡间隙 >2mm，旋后位时侧位片可见尺骨向背侧明显突出。

处理方法：理筋手法适用于下尺桡关节分离者。术者以双手掌部分别握住病人的大、小鱼际部，双侧的拇、食指从掌、背侧分别捏住病人尺、桡骨远端，以右手为例，对于尺骨远端向背侧移位者，做腕关节的逆时针方向旋转，同时放在尺骨小头背侧处的拇指加力下压；对于尺骨小头向掌侧移位者，则做腕关节的顺时针旋转，同时放在尺骨小头掌侧部的食指用力上提。通过旋转提按的综合动作，纠正下尺桡关节的前后错位，然后再在下尺桡关节的两侧做对向挤压扣合，以矫正关节的侧方分离。复位稳定者，在轻轻按压尺骨小头时，下尺桡关节无明显异常活动，但应慎用这种检查方法，防止错位。手法后予局部制动 3~4 周，可用夹板外固定。旋前位损伤固定于旋后位，旋后位损伤固定于旋前位或中立位。对下尺桡关节脱位者，应行手术治疗。

腕部软组织损伤

【解剖特点及受伤机制】

腕部的软组织从功能上大致可分为两类。一类是来自于前臂，经过或止于腕部，具有带动腕、手部活动作用的部分，主要包括屈伸手指及腕关节的肌腱。另一类是起维护腕关节及邻近肌腱稳定作用的部分，主要指韧带、软骨盘等关节辅助装置与腱鞘。腕部软组织损伤多发生于后一类软组织，常由间接外力对腕部的作用所引发，体质虚弱者及女性更易发病。早期治疗不当或损伤程度较重，都可能使本病拖延日久，甚至缠绵难愈。

受伤机制：①撞击力：跌倒或从高处坠地时，手部触地，传导外力造成腕部软组织的扭挫伤。②旋转力：做猛烈用力地拧螺丝钉、拧衣服等动作，使腕关节发生过度旋转，造成维护关节稳定的局部筋腱损伤，临床中最为多见。③累积性外力：长期反复地做腕关节用力旋前、旋后的动作，腕部的软组织在累积性的、过度的旋转力的作用下也可以发生损伤。

【诊断及处理方法】

诊断要点：多有明显的腕关节扭伤、挫伤史，伤后腕部环形肿胀、疼痛，各方向活动均受限，腕关节间隙压痛。伴有腕桡侧副韧带损伤者，在桡骨茎突附近压痛；伴腕尺侧副韧带损伤者，在尺骨茎突附近有压痛。腕关节牵拉痛阳性。有侧副韧带损伤者可有侧方向的异常活动。X线检查，腕关节轻度损伤者无异常表现，有侧副韧带断裂者在侧屈位正位片上可见到患侧关节间隙增宽。

处理方法：病人坐位，术者站立或坐在病人对面，告诉病人放松患肢肌肉以配合术者。先用抚按、揉、捏等手法使局部肌肉进一步放松，在此基础上施加抖屈法，术者以手掌握住病人的拇指，并用拇指和食指分别从掌、背侧捏住病人的第1掌骨，做内、外侧方的连续晃抖6~7次，然后在拔伸牵引下屈曲腕关节，按上述方法再依次对2~5指各做一次。最后将腕关节背伸并快速向尺侧屈曲。上述手法完成之后，再施用疏理筋络的轻柔手法，术后配合适当休息。

髋部软组织损伤

【解剖特点及受伤机制】

髋部软组织损伤是指由于碰撞、摔跤或从高处坠下，髋关节在过度外展、内收、屈曲、过伸时受拉扭伤挫或撞击，髋部周围肌肉、韧带撕伤或断裂，圆韧带、关节囊发生水肿而引起的以髋部肿痛为主要临床表现的病症。临床上根据损伤的时间而分为新鲜损伤和陈伤。该病以青壮年较多见。早期的明确诊断和针对性强的治疗措施对疾病的转归起决定性作用。

【诊断及处理方法】

诊断要点：受损后局部疼痛、肿胀、功能障碍，患肢呈保护性姿态，如跛行、拖拉步态、骨盆倾斜等。患侧腹股沟部有压痛及轻度肿胀，股骨大转子后方亦有压痛，髋关节向各方向运动均可出现疼痛加剧，偶有患肢外观变长，但X线检查常无异常发现。本病预后较好，若经久不愈，髋关节功能进行性障碍，或伴有低热者，应注意与股骨头骨骺炎、髋关节结核相鉴别。

处理方法：手法治疗，患者取俯卧位，术者在髋部痛点采用按揉、弹拨、拔伸等手法治疗，并配合髋关节被动活动。或患者仰卧，医者站在患侧，面对病人，于患处先用按揉法舒筋，病情减轻后，再用弹拨手法拨理紧张之筋，以解除肌筋的痉挛。一般不用严格的固定，但是患者应卧床休息，避免患肢负重，以利早日恢复。

膝部软组织损伤

【解剖特点及受伤机制】

膝关节是身体中最大、最复杂的关节，其主要功能为承受体重、传递载荷、为小腿活动提供力矩。膝在伸直时具有最大稳定性，屈曲时又有相当的灵活性，以适应在不平地面的走、跑、跳等运动。由于其位于下肢的中部，位于身体两个最大杠杆臂之间，承受较大的力量，因此，膝部软组织易因外力而损伤。若外力较大，可进一步发生：①内侧副韧带损伤，为膝外翻暴力所致。当膝关节外侧受到直接暴力，使膝关节猛烈外翻，便会撕断内侧副韧带。当膝关节半屈曲时，小腿突然外展与外旋，也会使内侧副韧带断裂。内侧副韧带损伤多见于运动创伤，如足球、滑雪、摔跤等竞技项目，可合并半月板及前交叉韧带损伤。②外侧副韧带损伤，主要为膝内翻暴力所致。因外侧方髂胫束比较强大，单独外侧副韧带损伤少见，容易合并半月板及后交叉韧带损伤。如果暴力强大，髂胫束和腓总神经都难免受损伤。③前交叉韧带损伤。膝关节伸直位下内翻损伤和膝关节屈曲位下外翻损伤都可以使前交叉韧带断裂。一般前交叉韧带很少会单独损伤，往往合并有内、外侧韧带与半月板损伤。④后交叉韧带损伤。无论膝关节处于屈曲位或伸直位，来自前方的使胫骨上端后移的暴力都可以使后交叉韧带断裂，多见于直接暴力外伤。膝关节脱位的病人可同时有前交叉韧带损伤。⑤半月板损伤。多由扭转外力引起，当一腿承重，小腿固定在半屈曲、外展位时，身体及股部猛然内旋，内侧半月板在股骨髁与胫骨之间受到旋转压力，而致半月板撕裂。

【诊断及处理方法】

诊断要点：一般都有外伤病史。以青少年多见，男性多于女性，以运动员最为多见。受伤时有时可听到韧带断裂的响声，很快便因剧烈疼痛而不能再继续运动，或工作中膝关节处出现肿胀、压痛与积液（血），膝部肌痉挛，患者不敢活动膝部，膝关节处于强迫体位，或伸直或屈曲，膝关节侧副韧带的断裂处有明显压痛点。拍片未见明显骨折，MRI 检查可以进一步明确诊断。

处理方法：膝部软组织损伤者，在伤后 12 小时予手法治疗。患者坐于床边，两腿自然下垂。一助手坐于患侧，两手扶伤侧大腿；一助手立于患者之背后，扶其两肩。术者半蹲于患者前方，左手握于患膝部，食指卡住髌骨以固定之，另一手拿其小腿的下端，牵引小腿下垂，并将膝关节由内向外摇晃 6～7 次，然后术者站起，拿小腿之手倒手变为向外牵拉，扶膝之手握膝之内侧，使膝关节屈曲旋转于 90°位，扶膝之手沿关节间隙推顺其筋。将患肢伸直，术者双手掌在膝关节两侧行扶顺、捻散手法。对于明确有韧带断裂、半月板损伤者，建议手术治疗。

踝部软组织损伤

【解剖特点及受伤机制】

踝关节由胫、腓骨下端的关节面与距骨滑车构成，故又名距骨小腿关节。胫骨的下关节面及内、外踝关节面共同构成的"冂"形的关节窝容纳距骨滑车（关节头）。由于滑车关节面前宽后窄，当足背屈时，较宽的前部进入窝内，关节稳定；但在跖屈时，如走下坡路时，较窄的滑车后部进入窝内，踝关节松动且能做侧方运动，此时踝关节容易发生扭伤，其中以内翻损伤最多见，因为外踝比内踝长而低，可阻止距骨过度外翻。踝关节内侧为三角韧带（也称跟胫韧带），分浅深两层，浅层止于载距突上部，深层呈三角形止于距骨颈及体部。少数病人可在外翻暴力下发生内侧副韧带的断裂，经常合并下胫腓联合韧带断裂，出现下胫腓联合分离，造成踝穴增宽。后期易发生踝关节不稳、骨关节炎。外侧副韧带可分为跟腓、距胫和距腓三束，较薄弱，易损伤。当踝关节快速运动时，如果足部来不及协调位置，易造成内翻、内旋、跖屈位着地，使外侧副韧带遭受超过生理限度的强大张力，发生损伤。外侧副韧带损伤时，会导致踝关节的运动范围缩小。

【诊断及处理方法】

诊断要点：①外侧副韧带损伤：除有外踝肿胀、运动痛外，还会出现关节松动现象，可以通过抽屉实验鉴别，病人平卧位或足自然下垂，一手托住足跟向上使力，一手按压小腿下段，与健侧比较，出现松动或活动度加大为阳性。X 线片检查时，对于外侧副韧带的损伤需要拍摄内翻应力正位片，即对病人的患足加压，使其尽力跖屈、内翻。此位置下拍踝关节正位片，如距骨倾斜，可以通过测量胫骨关节面水平线与距骨上缘关节面水平线夹角来确定。如果外侧副韧带断裂，会出现踝关节外侧关节间隙加大，夹角大于 15°，角度越大表明外侧副韧带断裂越完全。前抽屉试验中侧位 X 线片测量胫骨后缘到距骨顶边的距离，与健侧比大于 3mm 为阳性。②三角韧带损伤：局部出现内踝肿胀，压痛明显，抽屉试验阳性，踝关节活动范围较健侧明显增大，Hopkinson 挤压征对判断胫腓下联合韧带损伤有显著意义，即在小腿中部挤压腓骨到胫骨，引起胫腓骨下段（联合韧带处）疼痛为阳性（不含有胫腓骨下段骨折者）。X 线片检查时，对怀疑有内侧副韧带损伤的病人，除拍摄踝关节正侧位片外，还应当加拍外翻应力正位片。如果没有踝穴增宽，单纯应力位片显示距骨倾斜角度小于10°，但有踝关节内侧间隙增宽，考虑为内侧副韧带不完全断裂，常常为浅层完全断裂合并部分深层的止点撕脱。

处理方法：手法治疗应在 12 小时以后。①用拇指按、掐绝骨穴，持续 1 分钟，使其得气而感酸胀沉重。②用轻抚摸、轻推法由踝的远端向近端按摩，以达到活血祛瘀的目的。③在肿胀、瘀血部位用连续密集的指切挤推手法，自肿胀瘀血的远端挤向近端，并挤过踝部的小腿十字韧带和小腿横韧带。指切从肿胀的中线开始，经过第一次指切，沿着中线形成一条凹陷的浅沟，把肿胀瘀血分割成左右两半。然后再从浅沟两侧逐次指切，切到整个肿胀的边缘为止。经过一次指切，肿胀瘀血则明显消退，如消退不理想，可重复指切一次。指切时患者有疼痛感，应嘱其配合。按摩完后，加压固定。④ 3 ~ 4 天后，肿已消退，则改用在足踝部做抚摩、揉捏、摇晃等手法，再加指压足三里、解溪、昆仑、太溪等穴。

第三章 用药经验

第一节 祖 传 方

第一方 接骨膏 又名损伤膏

当归 川芎 赤芍 杜仲 白芷 银花 僵蚕 川乌 草乌 独活 羌活 防风 荆芥 大黄 黄柏 条芩 角针 蝉蜕 贯绛 山甲 龟板 连翘各一两 五倍子七钱 蛇蜕半条 蜈蚣七钱 莕尼七钱 甘草一钱

真麻油五斤，浸煎去渣，滴水不散，用飞丹二包，配酒炒黄色，收加乳香、没药各七钱，樟冰二两，蟾酥三钱，麝香一钱，和匀摊贴。

功效：活血止痛，接骨续筋。

适应证：跌打损伤，脱臼骨折。

方解：跌打损伤，骨折筋断，瘀血留滞，筋脉不通，则肿胀、疼痛，治当以活血祛瘀、接骨续筋、消肿止痛之法。方中当归、川芎、赤芍、红花、白芷、乳香、没药、大黄行气活血祛瘀，消肿止痛；川乌、草乌、僵蚕、独活、羌活、防风、蛇蜕、蜈蚣祛风通络；黄柏、条芩、莕尼、蝉蜕、连翘、银花清热解毒；樟冰、蟾酥、麝香宣窍走窜；杜仲、山甲、龟板补肝肾，强筋骨；五倍子止血而解毒；甘草调和诸药，缓解止痛；酒则促进血行。

接骨膏是顾氏伤科的招牌之一，其组方特点是活血祛瘀与祛风通络并重，佐以补肝肾、强筋骨之品，使以少量止血药，辛温与寒凉相反相成，诸药合用，共奏祛瘀生新、接骨续筋之效，适用于骨折筋伤之人。（角针、贯绛为何物不明）

第二方　损伤黄末药 又名吉利散、七厘散、和伤丸

当归　独活　川芎　乌药　枳壳　防风　赤芍　香附　紫苏　羌活　泽泻　白芷　乌头　麻黄　甘草各三钱　锦纹七钱　陈皮　薄荷各二钱

共为细末，用红糖陈老酒空心调服。

功效：活血祛瘀，消肿止痛。

适应证：骨折伤筋早期，症见肿胀、疼痛剧烈者。

方解：骨折筋伤初期，血脉受伤，恶血留滞，壅塞于经脉，经脉不通，则伤处肿胀、疼痛难忍。治当活血祛瘀，消肿止痛。方中重用大黄（锦纹）破瘀通经，消肿止痛；乌药、枳壳、赤芍、香附、陈皮行气活血，散瘀止痛；瘀热不散，经脉不通，故以独活、防风、紫苏、薄荷清热舒筋，散瘀止痛；羌活、泽泻、乌头、麻黄祛湿利水消肿；红糖益脾；甘草调和诸药，缓解止痛；老酒可通行血脉。诸药共奏祛瘀活血、通脉止痛之效。

黄末药也是顾氏的招牌之一，因其携带便利、服用方便、见效迅速故也。

第三方　封口金枪药 治一切破碎等伤流血，腐烂
久不收口，封之则生肌，第一灵方也，莫轻传

乳香　没药去油，各七钱　芸香一钱　降香一钱　血竭一钱七分　白及四钱　樟冰一钱　白占看煎老嫩酌用　龙骨七分

共为极细末。用鲜猪板油半斤，熬净，去筋，另放。再用菜油八两，炭火煎，先下白占，熬枯，滤净后入猪油共煎，下药，

再以夏布滤净，复下白占，调匀候油热透，收贮瓶内听用，油纸外盖，仍用软绢热敷。

功效：散瘀止血，收敛生肌。

适应证：跌扑损伤及刀、箭、兵刃所伤，一切破碎等伤流血，腐烂久不收口，封之则生肌。

方解：方中乳香、没药、芸香、降香活血散瘀止痛；血竭、白及止血生肌敛疮；樟冰外用，既能除湿，又能攻毒杀虫，有消肿、止痒之效；龙骨味涩而主收敛。合而用之，共奏止血止痛、收敛生肌之功。

第四方　和伤丸又名大内伤丸，治跌伤损伤，

金枪断骨，务加铜旧密二三件更妙

归身　苏木　生地　熟地　羌活　丹皮　杜仲盐水炒，各三钱白术三两　乳香　没药去油，各一两　川芎　黄芩　桂枝　青皮白芍各一两　木瓜　牛膝　苡仁共六两　琥珀三钱　桑枝三两　加皮四两　柏末三钱　黑豆二合　肉桂二钱　独活　赤芍　南星　陈皮　续断各三两　甘草七钱

共为极细末，糖酒为丸，每服一钱七分，空心陈酒送下。

功效：活血祛瘀，接骨续筋。

适应证：跌伤损伤，金枪断骨。

方解：跌打损伤，骨折筋断，瘀血留滞，筋脉不通，则肿胀疼痛。治当活血祛瘀，接骨续筋。方中苏木、归身、丹皮、乳香、没药、川芎、青皮、白芍、赤芍、琥珀、黑豆行气活血，散瘀止痛；羌活、木瓜、苡仁、南星祛风除湿；生地、熟地、杜仲、牛膝、续断补肝肾，强筋骨；桂枝、桑枝、肉桂、独活温经通脉，舒筋活络；黄芩、柏末清热；白术、陈皮健脾；甘草调和诸药，缓急止痛。全方共奏活血祛瘀、接骨续筋之效。

第五方　止血定痛散

降香　五倍子各等分　大色石末三钱　中灰即灯草灰，七分

为末，干掺用。

功效：止血散瘀止痛。

适应证：跌打损伤，外伤出血。症见局部外伤出血，肿胀疼痛，舌质紫黯，脉细涩者。

方解：方中降香活血散瘀止痛，五倍子酸涩而止血敛疮，大色石末燥湿止血，灯草灰止血，四者合用，止血止痛效果甚佳。

第六方　琥珀膏生肌长肉之妙药

归身　生地各一两　尖圆七钱　郭用三钱　麻油四两　板油四两

归身与麻油煎枯，去渣，将猪油调和，以黄占贮瓷瓶候用。

功效：生肌长肉。

适应证：跌扑损伤及刀、箭、兵刃所伤，断筋损骨，疼痛不止，新肉不生者。

方解：方中归身补血和血止痛，生地清热凉血，尖圆、郭用破疮生肌，四药共奏生肌长肉之功。（尖圆、郭用为何物不明）

第七方　代痛散即麻药

麝香二分　蟾酥三分　乳香　没药去油，各八分

为末，干掺二厘，不可另用。

功效：活血散瘀，消肿止痛。

适应证：用于骨折、筋伤手术麻醉止痛。

方解：方中麝香活络通经止痛；蟾酥止痛、解毒，对于恶疮肿毒、痈疽疔疮有良好的攻毒消肿止痛之效；乳香、没药合用，散瘀止痛效果更强。四者共用，取其麻醉止痛之效。

第八方　顺气活血汤

归身一钱七分　羌活　生地　红花　丹皮　牛膝各一钱　厚朴
木通各八分　陈皮　枳壳　甘草各七分

水酒各一杯煎，加砂仁一钱，空心服之。

功效：行气活血，祛瘀止痛。

适应证：跌打损伤，气滞血瘀诸痛。症见胸胁胀满作痛，痛处或走窜，或拒按，或刺痛，局部多有青紫瘀斑或瘀血肿块，舌质黯红，脉弦涩。

方解：跌打损伤，气滞血瘀，脉络不通，则胀痛拒按。伤气及血，气滞血瘀，治当行气活血、祛瘀止痛。方中羌活、厚朴、枳壳、木通、陈皮、砂仁一派辛香行气消滞之品，以治气滞；归身、生地、红花、丹皮、牛膝一派辛润活血化瘀之物，以治血瘀。行气药与活血药同用，使气行血活，血行瘀化，则肿痛诸症亦随之消解。甘草调和诸药，缓急止痛。加酒煎服，可增通行血脉之力。

第九方　行气活血汤

青皮　羌活　归身　红花　苏木　生地　杜仲　木香　陈皮
各七分　丹皮　川芎　木通各八分　甘草四分

煎八分，空心服。发热加柴胡，用水酒各一杯，加砂仁一钱煎。

功效：行气活血，祛瘀止痛。

适应证：跌打损伤，气滞血瘀而致周身诸痛。

方解：跌打损伤导致气滞血瘀，脉络不通，则周身诸痛。气为血帅，气行血行，治当气血并重，行气活血，祛瘀止痛。方中青皮、羌活、木香、陈皮、川芎、辛香行气消滞，以治气滞；归身、红花、苏木、生地、丹皮辛润活血化瘀，以治血瘀；木通清热利水，使邪从小便而解；杜仲补肝肾、强筋骨，使活血而不伤正；甘草调和诸药，缓急止痛。行气药与活血药配伍，更能促进气血畅通，使之气行血活，血行瘀化，则肿痛诸症亦随之消解。本方较前方理气之力稍强。

第十方　调理药酒方治远年陈伤

归身　红花　羌活　杜仲　黑姜　牛膝　仙灵脾　木瓜各二两　续断　陈皮　青皮各一两　丹皮　乳香　没药去油，各一两虎骨（现用代用品）煅　甘草各七分　生地　熟地　山楂　加皮各四两　砂仁一两　黑枣二十枚　桃肉四两

陈酒三斤，用夏布包药，入酒煎三炷香为度，不拘时服。

功效：祛宿瘀，散积聚，活血通经，行气止痛。

适应证：治远年陈伤。症见伤处疼痛，尤其是气候变换之时，伤处隐隐作痛，痛楚难耐，舌淡苔白，脉细弱。

方解：陈伤多因跌打损伤治疗不及时，或调理不当，致局部瘀血积聚，经久不散，经络气阻，气血不得宣通，"不通则痛"。血瘀气结，则必然引起疼痛，尤其气候转变之际，伤处更加隐隐作痛，痛楚难忍。治当祛宿瘀，散积聚，活血通经，行气止痛。方中归身、熟地补益气血以养正；红花、陈皮、青皮、丹皮、乳香、没药、生地、砂仁、桃肉行气活血止痛；羌活、木瓜、加皮祛风除湿；杜仲、牛膝、仙灵脾、续断、煅虎骨（代用品）补肝肾，续筋接骨；黑姜、黑枣和胃气，调营卫；甘草调和诸药；加用陈酒，通血脉之力更强。上药合用，疼痛自解。

第十一方　疏风理气汤

防风　羌活　陈皮　紫苏　独活　灵仙　枳壳　细辛各七分
苏木二钱　甘草七分　白芷　川芎各六分　红花七分　黄芩七分　加
皮三钱　砂仁三钱

水酒各一杯煎服，余渣再煎服。

功效：理气活血，疏风祛湿。

适应证：凡伤头、伤胸、伤心口、伤胸骨、首骨碎损、捏碎
阴囊等，局部肿痛，兼见恶寒发热，舌淡苔白，脉浮紧者。

方解：伤后气滞血瘀，复感风寒，留滞经络，气血欠通，则
局部肿痛，恶寒发热。治当行气活血，疏风祛湿。方中紫苏、细
辛、白芷疏散外感风寒之邪，防风、羌活、独活、黄芩、加皮祛
风除湿，陈皮、川芎、红花、砂仁理气活血，甘草调和诸药。合
而成方，可使经络通，风湿除，寒热去，则全身轻松。

第十二方　疏风顺气补血汤

归身　灵仙各二钱　川芎八分　熟地一钱　陈皮七分　青皮一钱
牛膝七分　杜仲盐水炒，三钱　甘草三分　赤芍一钱　防风一钱　肉
桂六分

酒水煎服。

功效：疏风顺气，补血通络。

适应证：适用折伤中后期瘀血未尽，气血已显不足，诸关节
酸痛、活动不利者。

方解：折伤中后期瘀血未尽，气血已显不足，诸关节酸痛、
活动不利，治当疏风顺气补血。方中归身、熟地补气血，杜仲、
牛膝、肉桂温补脾肾；赤芍、川芎、陈皮、青皮行气活血；灵
仙、防风祛风除湿通络；甘草调和诸药，缓急止痛。和而用之，

气顺风除气血充，则诸症除。

第十三方　补肾活血汤

归身钱半　川芎一钱　红花八分　熟地一钱　杜仲二钱　加皮二钱　白芍一钱　陈皮钱半

水酒煎，空肚服。

功效：补肾壮筋，活血止痛。

适应证：损伤后期，肝肾虚弱，症见筋骨酸痛无力，尤以腰部为甚，舌淡苔白，脉细而弱。尤其适用于老年伤者。

方解：损伤后期，肝肾亏损，筋骨失养，或老年人受伤，见腰膝无力，酸软作痛，尤以腰部为甚，是虚中有实，瘀滞经脉不畅之故。治当补益肝肾，强壮筋骨，佐以活血止痛之法。方中归身、熟地、杜仲、白芍、加皮填补精血，强壮筋骨，先天禀赋不足，年老体弱，伤后致虚者，尤宜大剂补益肝肾，强壮筋骨之品；配以红花、川芎、陈皮活血祛瘀，行气止痛，尚可监制补益之品滋腻之弊。

第十四方　疏风顺气汤

青皮　木通　厚朴　泽泻　枳实　黄芩　防风　砂仁各一钱　陈皮　红花各八分　乳香　没药去油，各八分

水煎，空肚服。

功效：疏风理气，活血止痛。

适应证：损伤小肠，小便闭塞作痛，气滞重于血瘀者，并见发热口干，面肿气急，不时作痛，口吐酸水，舌淡苔白，脉弦。

方解：小肠损伤，气滞血瘀，湿滞经络，小便不通。治当理气血，祛风湿，利小便。方中青皮、枳实、砂仁、陈皮理气，红花、乳香、没药活血，黄芩、防风、厚朴清热祛风燥湿，木通、

泽泻通利小便。诸药合用，瘀去气顺，风除湿去，则疼痛止，小便自通。

第十五方　槐花散

槐花八两　黄芩四两

为末，每服二钱，空心，灯草汤送下。

功效：清肠，止血，行气。

适应证：主治风热湿毒壅遏肠道，损伤血络，症见粪后赤红、急涩，面色赤青，苔黄腻者。

方解：肠风不外因风热或湿热邪毒壅遏肠道血分，损伤脉络，血渗外溢所致，治当清肠凉血为主，兼以行气。方中槐花苦、微寒，善清大肠湿热，凉血止血；黄芩清热燥湿，泻火解毒，止血；灯草清热而善于利小便。诸药合用，既能凉血止血，又能清肠疏风，使风热、湿热邪毒得清，则便血自止。

第十六方　琥珀散

赤芍　杜仲　荆芥　柴胡　陈皮　紫苏　防风　木通　琥珀各一钱　槐肉八分　羌活八分　甘草三分　大黄二钱　芒硝八分

水酒各一杯煎，空肚服。

功效：活血化瘀，行气止痛。

适应证：跌打损伤后瘀血疼痛，伴见恶寒身热，兼腰痛，舌有瘀点，脉涩。

方解：跌打损伤后，气滞血瘀，瘀而化热，或伤后又兼外感，局部疼痛，伴见恶寒身热，治当活血化瘀，行气止痛，佐以疏风散热。方中赤芍、陈皮、槐肉活血行气；柴胡、荆芥、紫苏、防风、羌活疏风散热；木通清热利水；琥珀镇静安神；大黄、芒硝苦寒泻下之力甚，使瘀血下行，热瘀并下；杜仲补肝肾、强筋骨，治伤而不伤正；甘草调和诸药。

第十七方　活血汤

归身一钱　红花一钱　生地一钱　槐花钱半　木通　地骨皮　陈皮　青皮　香附各一钱　乌药八分　白芷一钱　甘草三钱　砂仁一钱

水酒煎服。

功效：活血散瘀，行气止痛。

适应证：损伤后症见伤处疼痛，局部青紫，尿赤便血者。

方解：损伤后气滞血瘀，不通则痛，症见伤处疼痛，局部青紫；损及肠道，前见尿赤，后见便血。治当活血行气，散瘀止血。生地、槐花凉血止血，归身活血不伤血，红花散瘀止痛，木通、地骨皮清利湿热，陈皮、香附、乌药、白芷、砂仁行气，甘草调和诸药。

第十八方　清肝止痛汤

归身　羌活　柴胡各一钱　黄柏　丹皮　防风　红花各一钱　乳香　没药去油，各一钱　黄芩　赤芍　桔梗各八分　陈皮八分　甘草三分　生姜三片

水煎，空肚服。

功效：清肝泻火，行气止痛。

适应证：伤后症见肋部肿胀疼痛，局部瘀紫，舌有瘀点，苔黄，脉涩。

方解：伤后症见肋部肿胀疼痛，局部瘀紫，舌有瘀点，苔黄，脉涩，为瘀血不行，气实火盛之故。治当清肝泻火，行气止痛。方中柴胡疏肝行气，归身柔肝养血，羌活、防风祛风除湿，丹皮、红花、乳香、没药、赤芍、陈皮、生姜行气活血止痛，黄

柏、黄芩苦寒清热消肿，桔梗宣肺排脓，甘草调和诸药。

第十九方　清肺止痛汤

川贝　枳实　沙参　橘红　灵仙　青皮　香附各一钱　陈皮
丹皮各八分　麦芽钱半　甘草三分

灯草三尺，水煎。

功效：清肺化痰，行气止痛。

适应证：痰热蕴肺，症见胸痛、咳嗽、咳痰诸症，舌淡苔
腻，脉弦滑。

方解：肺为贮痰之地，故先用川贝、沙参清热润肺化痰；脾
为生痰之源，配以枳实、橘红、青皮、陈皮健脾理气化痰，麦芽
消食开胃，脾胃健则痰不生；香附、丹皮、灵仙行气通络；甘草
调和诸药，并有化痰之功。上药合用，肺脾肝三脏同治，标本兼
顾，诸症自除。

第二十方　大黄汤

木通　桃仁　苏木　羌活各一钱　陈皮八分　归身钱半　甘草
三分　生大黄三钱　芒硝缺

阴阳水各一杯煎服。

功效：活血行气，通腑止痛。

适应证：登高跌扑致脊柱、骨盆骨折，瘀血凝滞，腑气不
通，症见腰背、腹部疼痛难忍，局部瘀斑，大便秘结，苔黄腻，
脉滑数。

方解：方中生大黄、芒硝、甘草调胃承气汤通便解毒，祛瘀
荡涤实热；桃仁、苏木、羌活、陈皮、归身活血行气止痛；木通
清热利湿，俾邪从小溲而出。上药合用，气行瘀散痛自止，结瘀
湿热速下，痛随利减，瘀肿得消，诸症自愈。

第二十一方 归原养血和伤汤

归身 生地 羌活 红花 加皮 木瓜 熟地 续断各一钱
牛膝一钱 陈皮 肉桂各七分 川芎八分 黄芩六分 青皮八分 杜
仲钱半 甘草三分

水酒煎服。

功效：补益气血，舒筋活络。

适应证：损伤中后期，气血不足，症见筋骨痿软酸痛，腰膝
无力，步履艰难，头目眩晕，形体消瘦，舌淡脉弱者。

方解：骨折及关节脱位、伤筋等损伤中后期，瘀血渐去，伤
情渐愈，但气血未充。治当补益气血，舒筋活络。方中熟地、归
身补益精血，精血充旺，则筋骨强健；配以杜仲、牛膝、续断、
加皮补益肝肾，强壮筋骨；木瓜、羌活祛湿通络；红花、川芎活
血行气止痛；陈皮、青皮理气益脾，以助运化；黄芩防瘀久化
热；甘草调和诸药。上药合用，共奏补气血、强筋骨之效。

第二十二方 小柴胡汤

柴胡 黄芩 半夏 甘草 人参 粉丹皮各一钱 黄连七分
桂枝七分 枳壳胸饱者用

水煎，空心服。

功效：和解少阳，理气止痛。

适应证：瘀热阻于少阳，症见两肋疼痛，胸胁苦满，默默不
欲食，脉弦细。

方解：本方为小柴胡汤去生姜、大枣，加粉丹皮、黄连、桂
枝、枳壳而成。方中柴胡疏泄少阳气机郁滞，黄芩清泻少阳半里
之热，半夏和胃降逆，人参益气，丹皮、枳壳活血行气，黄连清
心火，桂枝温通经脉，甘草调和诸药。合而用之，则少阳和，瘀

滞去，诸症自除。

第二十三方 活血止痛饮

归身 羌活 青皮 麦冬 生地 川断 红花 苏木各一钱 乳香一钱 没药一钱 川芎 白芍各八分 陈皮八分 枳实七分 加皮钱半 防风六分 甘草三分 灯草二尺

水酒各半煎服。

功效：活血止痛，祛瘀生新。

适应证：损伤中后期，积瘀疼痛。症见伤处刺痛拒按，或瘀血肿块未消，舌质紫黯，脉细。

方解：损伤经早期治疗，肿痛渐解，筋骨初接，但瘀血未化，经脉欠通，故肿痛时作。治当活血通络，祛瘀止痛。方中归身、生地、川芎、桃仁、苏木、乳香、没药、白芍活血祛瘀，青皮、红花、枳实、陈皮理气消滞，川断、加皮接骨续筋，羌活、防风祛风通络，麦冬养血生津，灯心草通脉消肿，甘草调和诸药。合而用之，可使瘀血消散，气脉畅通，肿痛自除。

第二十四方 清心理气汤

麦冬 百合各钱半 橘红 柴胡 丹皮 苏木各一钱 槐花二钱 山药八分 厚朴 香附各八分 青皮钱半 甘草四分 灯草三尺

水煎服。

功效：清心安神，理气止痛。

适应证：骨折后心烦、夜寐不安，舌红，脉弦数。

方解：骨折后伤津耗气，津液亏耗，又伴肝郁火旺，则心烦、夜寐不安。治当清心安神，柔肝疏郁。方中麦冬、百合养阴，清心安神；槐花、橘红、柴胡、丹皮、苏木、香附、青皮疏肝郁，清肝火；灯心草清心火；甘草调和诸药。上药合用，则心火清，肝气顺，痛除，夜寐安。

第二十五方　补中益气汤

人参　升麻　柴胡　橘红　当归　白术炒，各钱半　甘草一钱

水煎服。

功效：益气生血，升阳健脾。

适应证：骨折中后期，气虚血滞。症见面色苍白，肢体虚肿，动辄汗出，关节活动不利，或疮疡溃后，久不愈合，舌淡脉弱者。

方解：跌打损伤，或出血过多，或骨折筋断，或疮疡所伤，皆能导致气血虚损。气虚不足，病及中焦，化源匮乏，气化失司，筋脉失养，则面色苍白，肢体浮肿，关节活动不利，舌淡脉弱；或气虚血少，疮疡溃后，则久不愈合。治当益气健脾之法，脾健则气血生化有源。方中人参大补元气，以促气血生化之源；当归、炒白术益气生血；橘红理气健脾以升为健，升麻、柴胡升清；甘草和调诸药。合而用之，则脾健气血生化有源，促进骨折、疮口愈合。本方比李东垣同名方少一味黄芪。

第二十六方　明目生血汤

生地　当归　白芍　蒺藜炒，各一钱　甘橘　川芎　羌活　茯苓各八分　谷精草　荆芥各八分　防风　薄荷　连翘　细辛各七分　山栀七分　甘草三分　灯草三尺　枳壳二钱

水煎服。

功效：清肝明目，补益气血。

适应证：眼部损伤。症见目赤肿痛，舌红，脉弦数。

方解：眼部损伤，积瘀化热，致目赤肿痛。治当清肝明目，

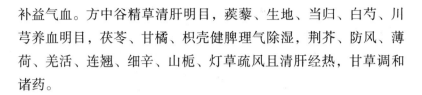

补益气血。方中谷精草清肝明目，蒺藜、生地、当归、白芍、川芎养血明目，茯苓、甘橘、枳壳健脾理气除湿，荆芥、防风、薄荷、羌活、连翘、细辛、山栀、灯草疏风且清肝经热，甘草调和诸药。

第二十七方　壮筋续骨方

甘草　川芎　羌活　独活　防风　玄胡　当归　红花　香附木通　陈皮　桃仁　木瓜　神曲　丹皮　牛膝　生地　青皮　枳壳　麦芽　乌药　白术　桂枝　杜仲各钱半　柴胡二钱　黄芩二钱荆芥四两　加皮一两　川断二两　苏木一两

共为末，以红糖油调热酒送下，大人每服五钱，小儿每服二钱，酌量轻重。浸酒更妙。

功效：补益肝肾，强壮筋骨。

适应证：损伤后期，肝肾亏损。症见筋骨软弱，疲乏无力，舌淡，脉细弱。

方解：骨折筋伤后期，瘀去骨渐接，但气血未壮，筋骨未坚，肝肾虚弱，筋骨软疲无力。治当补益肝肾，强壮筋骨。方中川芎、当归、白芍、熟地、白术补气养血，充养肌肉；牛膝、川断、杜仲补益肝肾，强壮筋骨；羌活、独活、防风、木瓜、桂枝、加皮、木通舒筋活络；玄胡、红花、香附、桃仁、丹皮、生地、枳壳、乌药、柴胡、苏木行气活血止痛；神曲、青皮、陈皮、麦芽、红糖理气健脾和胃；黄芩、荆芥清热疏风除湿；甘草调和诸药。上药共奏补气血、益肝肾、强筋骨、通经络之效。

第二十八方　活血止痛散

当归　羌活　独活　荆芥　川芎　桃仁各八分　木通　乌药

各七分　陈皮　川断各七分　乳香　没药　加皮各一钱　红花七分
防风　苏木各一两　甘草三分　灯心二尺

水酒煎服。

功效：活血止痛，祛瘀生新。

适应证：损伤中期，积瘀疼痛，症见伤处刺痛拒按，局部多
有青紫瘀斑或瘀血肿块，舌质紫黯，脉细。

方解：损伤经早期治疗，肿痛渐解，筋骨初接，但瘀血未
化，经脉欠通，故肿痛时作。治当活血通络，祛瘀止痛。方中当
归、川芎、桃仁、苏木、乳香、没药活血祛瘀，通经止痛；乌
药、陈皮理气消滞；川断接骨续筋；灯心草、木通清热利水消
肿；羌活、独活、荆芥、加皮、防风祛风通络；甘草调和诸药。
合而用之，可使瘀血消散，气脉畅通，肿痛自除。

第二十九方　补肾活血汤

生地　熟地　归身　杜仲盐水炒　各钱半　白芍　红花　川芎
白术炒，各一钱　陈皮八分　青皮八分　枣三枚

水煎服。

功效：活血化瘀，补益气血。

适应证：主治外伤后腰痛明显者。

方解：方中生地、白芍、红花、川芎、陈皮、青皮行气活血
化瘀；熟地、归身、杜仲、炒白术补益气血，补肾壮腰；大枣和
胃气。诸药合用，症状自除。

第三十方　提气活血汤

桔梗　当归　陈皮各一钱　甘草三分　苏木　川断　黄芪　加
皮各一钱　红花七分　桂枝七分　羌活八分　白药八分　枣三枚

水煎服。

功效：活血止痛，补益气血。

适应证：头部损伤中期，症见头部肿痛，局部瘀点瘀斑，脉涩。

方解：方中当归、黄芪补益气血；陈皮、苏木、川断、红花、白药行气活血止痛；桂枝、加皮、羌活舒筋活络；桔梗性升散，载药上行；大枣和胃气；甘草缓急止痛，调和诸药。

第三十一方　退毒定痛散

连翘　羌活　荆芥　花粉各一钱　独活　防风各八分　乳香没药各一钱　甘草　银花　川芎　川断各八分　当归一钱

水酒煎服。

功效：清热解毒，散瘀止痛。

适应证：痈毒肿痛，舌红脉数。

方解：热毒蕴结于肌肤则痛肿，治当清热解毒，散瘀止痛。方中连翘、银花清热解毒；羌活、荆芥、花粉、独活、防风祛风除湿，舒筋活络；乳香、没药、川芎、川断、当归行气活血止痛；甘草调和诸药，并能解毒。上药合奏清热解毒，散瘀止痛之功。

第三十二方　生血补髓汤

防风　陈皮　杜仲　丹皮各一钱　川断八分　葱二十枝　黄芪香附　羌活各八分　当归　生地　熟地　白术　枳壳　荆芥各一钱川芎八分　生姜七分　牛膝　独活　加皮各七分　红花七分　甘草三分　茯苓八分　枣三枚

水酒各半煎服。

功效：益气补血，补髓壮骨。

适应证：损伤中后期，气血两虚。症见骨折修复缓慢，筋骨软弱，肌肉萎缩，关节不利，行动无力，患处作痛，腰膝酸软，形体消瘦，舌淡脉弱。

方解：跌打损伤、脱位骨折中后期，筋骨未坚，气血虚弱，故腰膝酸软，肌肉萎缩，关节不利。治当补肝肾，强筋骨，养气血，壮肌肉。方中黄芪、当归、芍药、生地、熟地、白术补气养血；川断、杜仲、牛膝、加皮强筋壮骨；丹皮、香附、川芎、红花、枳壳行气活血；防风、荆芥、独活祛风；茯苓健脾和胃；生姜、枣、甘草合用健脾和胃。诸药合用，则可促骨折早日愈合，筋强力健。

第三十三方　止痛接骨丹

乳香　没药　当归　川断　红花　羌活　加皮　苏木各一钱
青皮　白芷　丹皮各八分　甘草三分

水酒煎服。

功效：祛瘀生新，接骨续筋。

适应证：跌打损伤，骨折脱位早、中期。症见局部疼痛、肿胀、活动障碍，舌黯红有瘀点，脉涩。

方解：跌扑损伤，断骨伤筋，瘀血内滞，经脉不通，则肿痛剧烈，治以活血祛瘀、接骨续筋之法。方中川断接骨续筋；祛瘀才能生新，故用乳香、没药、当归、红花、苏木、青皮、丹皮活血止痛，行气通脉；羌活、加皮、白芷舒筋活络；甘草调和诸药，且能缓急止痛。

第三十四方　宽筋活血散

羌活　独活　防风　香附　桃仁　当归　苏木　加皮各一钱
木瓜　木通　川断各一钱　荆芥　乌药各八分　红花七分　花粉七分　杜仲钱半　枳壳六分　甘草三分　灯心二尺

酒水煎服。

功效：舒筋活络，祛风除湿。

适应证：跌打损伤，经络瘀滞，症见肌体疼痛，筋肉拘挛不适，舌淡脉濡。

方解：跌打损伤，筋肉肿痛，或筋肉挛急不适，此为经伤瘀滞，气血闭阻，风湿不得发散所致。治当舒筋活络，祛风除湿。方中香附、桃仁、当归、红花、苏木、乌药行气活血止痛；牛膝、杜仲、川断舒筋活络，强壮筋骨；独活、羌活、防风、加皮、荆芥、木通祛风胜湿，通络止痛；木瓜、花粉、枳壳、灯心草行气化湿；甘草调和诸药。合用则经络通，风湿除，筋肉疼痛自解。

第三十五方　护风托里散

羌活　生地　黄芩　灵仙　茯苓各八分　独活七分　防风一钱薄荷七分　花粉　细辛各七分　荆芥　黄芪　当归各一钱　僵蚕七分　甘草三分　生姜三片　红枣三枚

水酒煎。

功效：祛风除湿，通络止痛。

适应证：损伤后期，络虚痹痛。症见肢体肌肉关节疼痛，游走不定，活动受限；或有畏冷发热，舌淡苔滑，脉浮缓者。

方解：损伤后期，风邪乘虚而入，着于经络。风者善行而数变，故关节疼痛，游走不定，肌肤不仁。治当祛风除湿，活络止痛。方中灵仙、羌活、独活、防风、细辛、僵蚕祛风邪而舒筋络；黄芩清热解毒，荆芥、薄荷、花粉透疹解毒；生地、当归活血通络；黄芪、茯苓、姜、枣益气补脾，调和营卫；甘草调和诸药。合而用之，则风邪去，经络通，痹痛止。

第三十六方　补中顺气汤

人参　白术　柴胡　当归　防风各一钱　升麻　枳壳　橘红
陈皮各七分　甘草三分

水煎服。

功效：补益气血，理气和中。

适应证：骨折中后期，气虚血滞，症见面色白，肢体虚肿，关节不利，或疮疡溃后，久不愈合，舌淡脉弱。

方解：跌打损伤，或出血过多，或骨折筋断，或疮疡所致，皆能导致气血虚损。气虚不足，病及中焦，化源匮乏，气化失司，筋脉失养，则面色白，肢体浮肿，关节不利，舌淡脉弱；或气虚血少，疮疡溃后，则久不愈合。治当补中益气，理气和中。本方为补中益气汤化裁而来，方中人参大补脾肺之气，以促气血生化之源；白术、当归益气生血；枳壳、橘红、陈皮理气，脾以升为健，故少佐柴胡、升麻、防风升清；甘草调和诸药，以奏其功。

第三十七方　通肠活血汤

枳壳　陈皮　青皮　苏木各八分　乌药　川断　羌活　独活
木通　桃仁　红花各七分　当归　大黄各一钱　甘草　元胡　加皮
腹皮　熟地各七分

水煎服。

功效：活血通腑，行气散滞。

适应证：外伤致腑门受伤，症见腹痛，肛门周围肿痛，大便不通，舌质紫黯，脉细涩。

方解：腑门损伤，血瘀气滞，经脉不通，则见肿痛。治当活血化瘀，行气散滞。方中枳壳、陈皮、青皮、苏木、乌药、元胡行气散滞，大黄、桃仁、红花活血化瘀；羌活、独活舒筋活络，木通、腹皮清热利水；当归、熟地、加皮、川断接骨续筋、补益气血；诸药合用，瘀血消散，气脉通畅，则肿痛自除。

第三十八方　接骨散

川断　羌活　木通　生地　香附　红花　丹皮　加皮各一钱
砂仁　乳香　没药各一钱　乌药八分　肉桂八分　归身钱半
甘草三分

水酒煎服。

功效：祛瘀生新，接骨续筋。

适应证：跌打损伤所致骨折，症见局部疼痛、肿胀、运动障碍，舌质紫黯，脉细而涩。

方解：方中生地、乳香、没药、红花、丹皮、归身、加皮、川断活血祛瘀，接骨续筋；羌活、香附、砂仁、乌药行气通络止痛；肉桂温通，木通通络，监制诸药之香燥；甘草调和诸药。合而用之，则瘀血去，新骨长，气脉畅通，肿痛自除。

第三十九方　托里止痛散

归身　黄芪　生地　川断　红花　陈皮　乳香　没药各一钱
桂枝七分　白术八分　肉桂七分

水酒煎服。

功效：托毒生肌，祛瘀止痛。

适应证：疮痈久不收口，疼痛难忍者。

方解：方中生地、红花、乳香、没药活血祛瘀，通经止痛；黄芪、白术、归身、肉桂、桂枝温通气血，托毒生肌；陈皮健脾理气消滞；川断接骨续筋。诸药合而用之，则瘀血消散，气脉畅通，腐肉渐去，新肉自长，肿痛自除。

第四十方　清心去毒散

防风　泽泻　柴胡　玄参　升麻　青皮　甘草各一钱　木通二钱　桔梗八分　枳壳八分　葛根钱半　黄芪钱半　淡竹叶七分

水煎，空心服。

功效：清热解毒，祛风除湿。

适应证：被火烧枪炮打伤，火毒入脏者，症见局部肿痛，身热，不思饮食，舌红苔黄，脉数。

方解：火烧枪炮打伤，火毒入脏，湿热凝聚，治当清热解毒，祛风除湿。方中防风、泽泻、木通祛风除湿，玄参、青皮、枳壳行气活血，柴胡、升麻、葛根、淡竹叶清热解毒消肿，桔梗、黄芪益气排脓，甘草调和诸药。上述药物配伍使用，毒去湿热清，则脏亦安。

第四十一方　补肾和血汤

杜仲　熟地各钱半　青皮　桃仁　红花　黄芪　陈皮各一钱甘草　川芎各八分　黄芩　归身各钱半　枣三枚

水煎，空心服。

功效：补肝肾，强筋骨，和血舒筋。

适应证：损伤中后期，肝肾虚弱兼血行不畅，也可用于中老年腰腿痛兼肝肾不足者。症见筋骨酸痛无力，尤以腰部为甚，舌淡苔白，脉沉细。

方解：损伤中后期，肝肾亏损，筋骨失养，则腰膝无力，酸软作痛，尤以腰部为甚，是虚中有实，瘀滞经脉之故。治当以补益肝肾、强壮筋骨为主，佐以活血行气止痛。方中熟地、杜仲、黄芪填补精血，强壮筋骨；配以青皮、桃仁、归身、红花、陈皮、川芎活血祛瘀，行气止痛；大枣、甘草和胃气，调和诸药。

第四十二方 归通破血汤

归尾 木通 生地各钱半 赤芍 木瓜 桃仁 苏木 丹皮 泽泻各一钱 甘草三分

水酒各半煎服。

功效：活血化瘀，通利小便。

适应证：小肠脉络损伤，小便不通者。

方解：方中归尾补血活血而润燥；木通清热且善下行利尿；生地、丹皮活血凉血止血；苏木、桃仁、赤芍散瘀止痛；木瓜、泽泻祛风利湿，助木通利尿之力；甘草调和诸药。诸药合用，则瘀去痛自解，小便亦通。

第二节 治伤常用药

行气活血药

木香

性味：辛、苦，温。

归经：入肺、肝、脾经。

功效：行气止痛，温中和胃。主治中寒气滞，胸腹胀痛，呕吐，泄泻下痢，里急后重，寒疝。

禁忌：阴虚津液不足者慎服。

临床应用：《简便单方》广木香，温水磨浓汁，入热酒调服，治一切走注，气痛不和。《太平圣惠方》木香丸（木香、枳壳、川大黄、牵牛子、诃黎勒皮），治疗一切气，攻刺腹胁胀满，大便不利。《本草汇言》称："广木香，本草言治气之总药，和胃气、通心气、降肺气、疏肝气、快脾气、暖肾气、消积气、温寒气、顺逆气、达表气、通里气，统管一身上下内外诸气，独推其功。然性味香燥而猛，如肺虚有热者，血枯脉燥者，阴虚火冲者，心胃痛属火者，元气虚脱者，诸病有伏热者，慎勿轻犯。"顾氏常将木香与活血通络祛瘀药相伍，主要取其行气止痛之效，如伤后气滞血瘀所致之胸腹部诸痛，增强止痛的效果，但所用木香应在 10 克之内，并根据病人体质，适当配合麦冬、白芍等养阴药，恐其辛燥劫阴。

青皮

性味：苦、辛，微温。

归经：入肝、胆经。

功效：疏肝破气，散结消痰。主治胸胁胃脘疼痛，疝气，食积，乳肿，乳核，癖块。

禁忌：气虚者慎服。

临床应用：《方脉正宗》用青皮、白芥子、苏子、龙胆草、当归尾治肝气不和，胸胁刺痛如击如裂者。《沈氏尊生书》青皮丸（青皮、山楂、神曲、麦芽、草果）治疗食痛、饱闷。《珍珠囊》称："青皮主气滞，破积结，少阳经下药也。陈皮治高，青皮治低。"李杲认为"青皮，有滞气则破滞气，无滞气则损真气。"顾氏常常取青皮疏肝破气之效，治胸胁诸痛气滞尤甚者，用 10 克，若辅助活血药则用 5 克，量可减少。

香附

性味：辛、微苦、甘，平。

归经：入肝、三焦经。

功效：理气解郁，止痛调经。主治肝胃不和，气郁不舒，胸腹胁肋胀痛，痰饮痞满，月经不调，崩漏带下。

禁忌：凡气虚无滞、阴虚血热者忌服。

临床应用：徐州《单方验方新医疗法选编》用炒香附、姜黄治疗跌打损伤。《濒湖集简方》用香附子、蕲艾叶治疗心气痛、腹痛、少腹痛、血气痛不可忍者。《太平惠民和剂局方》小乌沉汤（乌药、炒甘草、香附子）治心腹刺痛，调中快气。《本草求真》谓："香附，专属开郁散气，与木香行气，貌同实异。木香气味苦劣，故行气甚捷，此则苦而不甚，故解郁居多，且性和于木香，故可加减出入，以为行气通剂，否则宜此而不宜彼耳。"顾氏在应用香附时，常与木香同用。香附偏入肝经，木香偏入脾经。

柴胡

性味：苦，凉。

归经：入肝、胆经。

功效：和解表里，疏肝，升阳。主治寒热往来，胸满胁痛，口苦耳聋，头痛目眩，疟疾，下痢脱肛，月经不调，子宫脱垂。

禁忌：真阴亏损，肝阳上升者忌服。

临床应用：《太平惠民和剂局方》逍遥散（当归、白芍、白术、柴胡、茯苓、生姜、薄荷、炙甘草）治血虚劳倦，五心烦热，肢体疼痛，头目昏重，心忪颊赤，口燥咽干，食少倦卧；又治疗女子血弱阴虚，营卫不和，痰嗽潮热，肌体羸瘦，渐成骨蒸。《博济方》柴胡散（柴胡、鳖甲、甘草、知母、秦艽）治营卫不顺，体热盗汗，筋骨疼痛，疲倦乏力，食少。《医学溯源》谓："柴胡，少阳、厥阴引经药也。妇人产前产后必用此药。善除本经头痛，非此药不能止。治心下痞、胸膈中痛……引胃气上升，以发散表热。"《本草备要》记载："柴胡，外感生用，内伤升气酒炒用根，中行下将用梢，有汗咳者蜜水炒。"顾氏多取其引经之性用之，多能奏效。

川芎

性味：辛，温。

归经：入肝、胆经。

功效：行气开郁，活血止痛，祛风燥湿。主治跌扑肿痛，寒痹筋挛，风冷头痛眩晕，胁痛腹疼，经闭，难产，产后瘀阻块痛，痈疽疮疡。

禁忌：阴虚火旺及气弱之人慎用。

临床应用：《药对》谓"川芎，得细辛疗金创止痛，得牡蛎疗头风吐逆"。《日华子本草》称川芎"治一切风，一切气，一切劳损，一切血，补五劳，壮筋骨，调众脉，破癥结宿血，养新血，长肉，鼻洪，吐血及溺血，痔瘘，脑痈发背，瘰疬瘿赘，疮疥，及排脓消瘀血"。《太平惠民和剂局方》川芎茶调散（川芎、荆芥、香附、薄荷叶、防风、白芷、羌活、甘草）治诸风上攻，头目昏重，偏正头痛，鼻塞声重，肢体烦疼，肌肉蠕动。《简便单方》用川芎一钱，茶叶二钱，水煎，食前热服，治风热头痛。顾氏在应用时，常与细辛配伍。

大腹皮

性味：辛，微温。

归经：归脾、胃、大肠、小肠经。

功效：行气宽中，行水消肿。主治湿阻气滞，脘腹胀闷，大便不爽，水肿胀满，脚气浮肿，小便不利。

禁忌：气虚体弱者慎用。

临床应用：《仁斋直指方》指出用大腹皮煎汤外洗，治疗漏疮恶秽。《本经逢原》称："槟榔性沉重，泄有形之积滞；腹皮性轻浮，散无形之滞气。故痞满膨胀，水气浮肿，脚气壅逆者宜之。惟虚胀禁用，以其能泄真气也。"顾氏对于骨伤引起的肿胀，尤其是下肢，常用本品配合活血药，取其行气利水消肿之效，消肿作用明显。

姜黄

性味：辛、苦，温。

归经：入脾、肝经。

功效：破血，行气，通经，止痛。主治跌扑损伤，臂痛，痈肿，心腹痞满胀痛，癥瘕，妇女血瘀经闭，产后瘀停腹痛。

禁忌：血虚而无气滞血瘀者慎服。

临床应用：《本草纲目》论述道，"姜黄、郁金、莪药三物，形状功用皆相近，但郁金入心治血，而姜黄兼入脾，兼治气，莪药则入肝，兼治气中之血，为不同尔。古方五痹汤，用片子姜黄治风寒湿气手臂痛。戴原礼《要诀》云，片子姜黄能入手臂治痛，其兼理血中之气可知"。《赤水玄珠》姜黄散（姜黄、甘草、羌活、白术）主治非风非痰引起的臂背痛，腰以下痛，加海桐皮、当归、芍药。《伤科方书》用桃仁、兰叶、丹皮、姜黄、苏木、当归、陈皮、牛膝、川芎、生地、肉桂、乳香、没药组成姜黄汤治疗一切跌打损伤。顾氏应用此药时，对于气滞血瘀的胸腹痛、肢体疼痛，常配延胡索、香附。

郁金

性味：辛、苦，凉。

归经：入心、肺、肝经。

功效：行气解郁，凉血破瘀。主治胸腹胁肋诸痛，失心癫狂，吐血，衄血，尿血，血淋，妇女倒经。

禁忌：阴虚失血及无气滞血瘀者忌服，孕妇慎服。

临床应用：《本草汇言》谓，"郁金，清气化痰，散瘀血之药也。其性轻扬，能散郁滞，顺逆气，上达高巅，善行下焦，心肺肝胃气血火痰郁遏不行者最验，故治胸胃膈痛，两胁胀满，肚腹攻疼，饮食不思等证。又治经脉逆行，吐血衄血，唾血血腥。此药能降气，气降则火降，而痰与血亦各循其所安之处而归原矣。前人未达此理，乃谓止血生肌，错谬甚矣"。《奇效良方》辰砂一粒金丹（炮附子、郁金、干姜）主治一切厥心痛，小肠膀胱痛不可忍者。《医方摘要》中记载，用郁金研末水调，治疗痔疮肿痛。顾氏取其凉血破瘀之性，骨折早期气滞血瘀及疮疡未破之时，均可应用。对伴有心烦多梦者，常伍远志。

延胡索

性味：辛、苦，温。

归经：入肝、胃、心、肺、脾经。

功效：活血，散瘀，理气，止痛。主治跌打损伤，心腹腰膝诸痛，月经不调，癥瘕。

禁忌：血热气虚及孕妇慎服。

临床应用：《本草纲目》称延胡索"活血，利气，止痛，通小便。延胡索，能行血中气滞、气中血滞，故专治一身上下诸痛，用之中的，妙不可言"。《本草汇言》记载："玄胡索，凡用之行血，酒制则行；用之上血，醋制则止；用之破血，非生用不可；用之调血，非炒用不神。随病制宜，应用无穷者也。"《太平圣惠方》中记载用延胡索治疗坠落车马，筋骨疼痛不止。《单方验方调查资料选编》中用黄酒送服3~6克延胡索末治疗跌打损

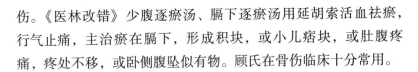

伤。《医林改错》少腹逐瘀汤、膈下逐瘀汤用延胡索活血祛瘀，行气止痛，主治瘀在膈下，形成积块，或小儿痞块，或肚腹疼痛，疼处不移，或卧侧腹坠似有物。顾氏在骨伤临床十分常用。

乳香

性味：辛、苦，温。

归经：入心、肝、脾经。

功效：调气活血，定痛，追毒。主治跌打损伤，气血凝滞之心腹疼痛，痈疽肿毒，痛经，产后瘀血刺痛。

禁忌：胃弱勿用，孕妇忌服。

临床应用：《医学衷中参西录》称，"乳香、没药，二药并用，为宣通脏腑、流通经络之要药，故凡心胃胁腹肢体关节诸疼痛皆能治之。又善治女子行经腹疼，产后瘀血作痛，月事不以时下。其通气活血之力，又善治风寒湿痹，周身麻木，四肢不遂及一切疮疡肿疼，或其疮硬不疼。外用为粉，以敷疮疡，能解毒消肿、生肌止疼，虽为开通之品，不至耗伤气血，诚良药也。乳香、没药，最宜生用，若炒用之则其流通之力顿减，至用于丸散中者，生轧作粗渣入锅内，隔纸烘至半熔，候冷轧之即成细末，此乳香、没药去油之法"。《医学衷中参西录》活络效灵丹（当归、丹参、生明乳香、生明没药）治气血凝滞，疬癖癥瘕，心腹疼痛，腿酸臂疼，内外疮疡，一切脏腑积聚，经络湮淤。《本草汇言》记载，用乳香、没药、当归尾、红花、桃仁，治疗跌扑折伤筋骨。顾氏常用乳香、没药配伍治疗跌打损伤，不论内服外用，均有效果。

小茴香

性味：辛，温。

归经：入肝、肾、脾、胃经。

功效：祛寒止痛，理气和胃。主寒湿腰痛，寒疝腹痛，睾丸偏坠，脘腹冷痛，食少吐泻，胁痛，痛经。

禁忌：阴虚火旺者慎服。

临床应用：《医林纂要》称，"茴香，大补命门，而升达于膻中之上，命门火固，则脾胃能化水谷而气血生，诸寒皆散矣。肝胆宜兴命门之火，肝木气行，则水湿不留，虚风不作，故其功亚于附子，但力稍缓耳"。《证治要诀》记载，炒茴香与猪腰子同吃，治疗肾虚腰痛，转侧不能，嗜卧疲弱者。《千金方》小茴香捣末治疗蛇咬久溃。顾氏临床多用 3～6 克，取其温肾散寒行气之功，尤其是治疗肾虚腰痛者。

大茴香

性味：辛、甘，温。

归经：入脾、肾经。

功效：温阳，散寒，理气。主治肾虚腰痛，寒疝腹痛，中寒呕逆，干、湿脚气。

禁忌：阴虚火旺者慎服。

临床应用：《简便单方》记载，"八角茴香（炒研）每服二钱，食前盐汤下，外以糯米一二升，炒热，袋盛，拴于痛处，治腰痛如刺"。《本草求真》谓："大茴香，据书所载，功专入肝燥肾，凡一切沉寒痼冷而见霍乱、寒疝、阴肿、腰痛，及干湿脚气，并肝经虚火，从左上冲头面者用之，服皆有效。盖茴香与肉桂、吴茱萸皆属厥阴燥药，但萸则走肠胃，桂则能入肝肾，此则体轻能入经络也。必得盐引入肾，发出阴邪，故能治疝有效。余细嚼审八角茴味，其香虽有，其味甚甘，其性温而不烈，较之吴茱萸、艾叶等味更属不同，若似八角大茴甘多之味，而谓能除沉

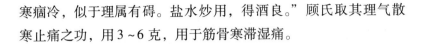

寒瘤冷，似于理属有碍。盐水炒用，得酒良。"顾氏取其理气散寒止痛之功，用3~6克，用于筋骨寒滞湿痛。

散瘀止痛药

血竭

性味：甘、咸，平。

归经：入心、肝经。

功效：内服散瘀定痛，外用止血生肌敛疮。主治跌打损伤，内伤瘀痛；外伤出血不止，瘰疬，臁疮溃久不愈。

禁忌：血病无瘀积者不可服。

临床应用：《太平圣惠方》麒麟血散（血竭、没药、当归、白芷、赤芍、桂心）主治伤损筋骨，疼痛不可忍者。《圣济总录》血竭散（血竭、铅丹），盐汤洗疮后贴，治一切不测恶疮，年深不愈。《本草经疏》中记载，"骐骥竭，甘主补，咸主消，散瘀血、生新血之要药。故主破积血金疮，止痛生肉。主五脏邪气者，即邪热气也。带下者，湿热伤血分所致也。甘咸能凉血除热，故悉主之。苏恭主心腹卒痛，李珣以之治伤折打损，一切疼痛，血气搅刺，内伤血聚者，诚为此耳"。顾氏常将本品外用，配没药，增强其活血破瘀之力，用于跌打损伤，瘀血肿痛；配乳香，活血生肌又敛疮，伸筋，用于恶疮痈疽、久不收口、金疮出血、创口不合等证。

没药

性味：苦、辛，平。

归经：入肝、脾、心、肾经。

功效：散血去瘀，消肿定痛。主治跌损金疮，筋骨、心腹诸痛，癥瘕，经闭，痈疽肿痛，痔漏等。

禁忌：孕妇忌服。

临床应用：《御药院方》记载，米粉四两炒黄，加入没药、乳香末各半两，酒调成膏，贴在伤处，治疗筋骨损伤。《本草衍义》称："没药，大概通滞血，打扑损疼痛，皆以酒化服。血滞则气壅凝，气壅凝则经络满急，经络满急，故痛且肿。凡打扑着肌肉须肿胀者，经络伤，气血不行，壅凝，故如是。"《医学入门》言："东垣云，没药在治疮散血之科。此药推陈致新，故能破宿血，消肿止痛，为疮家奇药也。"《本草纲目》则谓："乳香活血，没药散血，皆能止痛消肿生肌，故二药每每相兼而用。"顾氏常常没药配伍红花活血止痛，红花活血祛瘀通经，二者合用，有活血、祛瘀、通经、止痛之功效，用于治疗血瘀所致之心腹疼痛及跌打损伤之瘀滞疼痛。

三七

性味：甘、微苦，温。

归经：入肝、胃、大肠经。

功效：止血，散瘀，消肿，定痛。主治吐血，咳血，衄血，便血，血痢，崩漏，癥瘕，产后血晕，恶露不下，跌扑瘀血，外伤出血，痈肿疼痛。

禁忌：孕妇忌服。

临床应用：《回生集》军门止血方（人参、三七、白蜡、乳香、降香、血竭、五倍、牡蛎）用之止血。《本草纲目》中论述道："三七，近时始出，南人军中用为金疮要药，云有奇功。又云凡杖扑伤损，瘀血淋漓者，随即嚼烂罨之即止，青肿者即消散。产后服亦良。大抵此药气味温甘微苦，乃阳明、厥阴血分之药，故能治一切血病，与麒麟竭、紫矿相同，止血，散血，定痛。金刃箭伤，跌扑杖疮，血出不止者，嚼烂涂，或为末掺之，其血即止。亦主吐血、衄血、下血、血痢、崩中、经水不止、产后恶血不下、血运、血痛、赤目、痈肿、虎咬、蛇伤诸病。"顾氏临床上应用其止血、散瘀、定痛之效治疗骨折各期及疮疡，内服外用都有涉及。

泽兰

性味：苦、辛，微温。

归经：入肝、脾经。

功效：活血，行水。主治跌扑损伤，金疮，痈肿，经闭，癥瘕，产后瘀滞腹痛，身面浮肿。

禁忌：无瘀血者慎服。

临床应用：《濒湖集简方》记载用泽兰捣封治疗疮肿初起，及损伤瘀肿。《福建民间草药》记载用泽兰全草二至四两煎服，另取鲜叶一握，调冬蜜捣烂敷贴，一天换两次，治疗痈疽发背。《本经逢原》称："泽兰，专治产后血败流于腰股，拘挛疼痛，破宿血，消癥瘕，除水肿，身面四肢浮肿。《本经》主金疮痈肿疮脓，皆取散血之功，为产科之要药。更以芎、归、童便佐之，功效胜于益母。"顾氏认为泽兰活血消肿效佳，骨折初期肿胀明显者尤为多用。

红花

性味：辛，温。

归经：入心、肝经。

功效：活血通经，去瘀止痛。主治瘀血作痛，痈肿，跌扑损伤，经闭，癥瘕，难产，死胎，产后恶露不行。

禁忌：孕妇忌服。

临床应用：《急救便方》中用"川麻一分，木香二分，红花三分，甘草四分，研末生用，黄酒服用，治疗跌打及墙壁压伤。"《药品化义》谓："红花，善通利经脉，为血中气药，能泻而又能补，各有妙义。若多用三四钱，则过于辛温，使血走散。同苏木逐瘀血，合肉桂通经闭，佐归、芍通遍身或胸腹血气刺痛，此其行导而活血也。若少用七八分，以疏肝气，以助血海，大补血虚，此其调畅而和血也；若止用二三分，入心以配心血，解散心经邪火，令血调和，此其滋养而生血也。分量多寡之义，岂浅鲜哉？"顾氏多用之于胸腹部内脏受伤者。

桃仁

性味：苦、平，甘。

归经：入心、肝、大肠经。

功效：破血行瘀，润燥滑肠。主治跌打损伤，瘀血肿痛，风痹，经闭，癥瘕，热病蓄血，血燥便秘。

禁忌：孕妇忌服。

临床应用：《千金方》桃仁汤（桃仁、大黄、消石、甘草、蒲黄、大枣）治从高坠下，胸腹中有血，不得气息。《子母秘录》记载，"杵桃仁面脂敷上，治小儿烂疮初起，脓浆似火疮"。《食医心镜》中称："桃仁一升，去皮、尖，熬令黑烟出，热研如脂膏，以酒三升，搅和服，暖卧取汗。治风劳毒肿挛痛，或牵引小腹及腰痛。"《药品化义》谓："桃仁，味苦能泄血热，体润能滋肠燥。若连皮研碎多用，走肝经，主破蓄血，逐月水，及遍身疼痛，四肢木痹，左半身不遂，左足痛甚者，以其舒筋活血行血，有去瘀生新之功。若去皮捣烂少用，入大肠，治血枯便闭，血燥便难，以其濡润凉血和血，有开结通滞之力。"顾氏认为桃仁常配伍红花应用，应用甚广。桃仁配伍苏木，用于治疗跌打损伤之

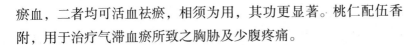

瘀血，二者均可活血祛瘀，相须为用，其功更显著。桃仁配伍香附，用于治疗气滞血瘀所致之胸胁及少腹疼痛。

穿山甲

性味：咸，凉。

归经：入肝、胃经。

功效：消肿溃痈，搜风活络，通经下乳。主治痈疽疮肿，风寒湿痹，关节痹痛，麻木拘挛，月经停闭，乳汁不通。外用止血。

禁忌：气血不足，痈疽已溃者慎服。

临床应用：《三因极一病证方论》趁痛膏（穿山甲、红海蛤、川乌头）治中风，手足偏废不举。《普济方》穿山甲散（蜂房、穿山甲、蛇蜕、油发）治痈疽，托毒排脓，止痛内消。张锡纯《医学衷中参西录》云："穿山甲味淡性平，气腥而窜，其走窜之性，无微不至，故能宣通脏腑，贯彻经络，透达关窍，血凝血聚为病，皆能开之，以治疗痈，放胆用之，立见功效。"顾氏取山甲片通经络，活气血，外用止血之效，尤其是风寒湿痹所致的手足麻木、四肢疼痛、拘挛等症，常配合羌活、伸筋草、威灵仙、络石藤等。

三棱

性味：苦、辛，平。

归经：入肝、脾经。

功效：破血，行气，消积，止痛。主治跌打损伤，气血凝滞之癥瘕积聚，心腹疼痛，胁肋胀痛，闭经，产后瘀血腹痛等。

禁忌：体虚、血枯经闭者及孕妇禁服。

临床应用：《医学衷中参西录》称"三棱气味俱淡，微有辛意；莪术味微苦，气微香，亦微有辛意，性皆微温，为化瘀血之要药。以治男子痃癖，女子癥瘕，月经不通，性非猛烈而建功甚速。其行气之力，又能治心腹疼痛、胁下胀疼，一切血凝气滞之症。若与参、术、芪诸药并用，大能开胃进食，调血和血。若细核二药之区别，化血之力三棱优于莪术，理气之力莪术优于三棱"。顾氏取其破血行气止痛之效，对于伤后瘀血，用 6 ~ 9 克，常可瘀去痛解，用量不宜过多，恐其破气伤胃，并常与参、术、苓相伍，以护胃气。

莪术

性味：辛、苦，温。

归经：入肝、脾经。

功效：破血行气，消积止痛。主治跌打损伤作痛，血瘀腹痛，心腹胀痛，积聚，妇女血瘀经闭，饮食积滞。

禁忌：孕妇及月经过多者忌服。

临床应用：《普济方》中记载，用莪术、干漆同炒，去漆只用术，治疗妇人血气痛游走及腰痛。《药品化义》称："蓬术味辛性烈，专攻气中之血，主破积消坚，去积聚癖块，经闭血瘀，扑损疼痛。与三棱功用颇同，亦勿过服。"顾氏常将之与三棱配伍，治气滞血瘀之胸胁痛、腹痛及癥瘕肿块，取 6 ~ 9 克，中病即止，恐其耗气伤血。

赤芍

性味：酸、苦，凉。

归经：入肝、脾经。

功效：行瘀，止痛，凉血，消肿。主治伤后腹痛、胁痛、关节诸痛，瘀滞经闭，疝瘕积聚，血痢，肠风下血，目赤，痈肿。

禁忌：血虚者慎用。

临床应用：《药品化义》谓"赤芍，味苦能泻，带酸入肝，专泻肝火。盖肝藏血，用此清热凉血。入洞然汤，治暴赤眼。入犀牛汤，清吐衄血。入神仙活命饮，攻诸毒热壅，以消散毒气。入六一顺气汤，泻大肠闭结，使血脉顺下。以其能主降，善行血滞，调女人之经，消瘀通乳。以其性禀寒，能解热烦，祛内停之湿，利水通便。较白芍味苦中，但能泻而无补"。顾氏多取其行瘀止痛之效，治疗跌打损伤时，多用酒炒。对于痈肿疮疡，多与金银花、天花粉、乳香等同用，妇人用之尤多。

壮骨续筋药

狗脊

性味：苦、甘，温。

归经：入肝、肾经。

功效：祛风湿，补肝肾，强腰膝。主治腰背酸痛，膝痛脚弱，寒湿周痹，失溺，尿频，遗精，白带。

临床应用：《太平圣惠方》狗脊丸（狗脊、萆薢、菟丝子）治腰痛，利脚膝。《濒湖集简方》言："金毛狗脊、远志肉、白茯神、当归身等分，为末，炼蜜丸，梧子大，酒服，可固精强骨。"《本草求真》谓："狗脊，何书既言补血滋水，又曰去湿除风，能使脚弱、腰痛、失溺、周痹俱治，是明因其味苦，苦则能以燥湿；又因其味甘，甘则能以益血；又因其气温，温则能以补肾养气。盖湿除而气自周，气周而溺不失，血补而筋自强，筋强而风不作，是补而能走之药也。故凡一切骨节诸疾，有此药味入，则关节自强，而俯仰亦利，非若巴戟性兼辛散，能于风湿则直除耳。"《贵州草药》记载："金毛狗脊根茎六钱，香樟根、马鞭草各四钱，杜仲、续断各五钱，铁脚威灵仙三钱，红牛膝二钱，泡酒服，治风湿骨痛、腰膝无力。"顾氏取狗脊补肝肾、强筋骨之效，常与杜仲、牛膝、熟地等同用。

牛膝

性味：甘、苦、酸，平。

归经：入肝、肾经。

功效：生用散瘀血，消痈肿。治跌打损伤，痈肿，淋病，尿血，经闭，癥瘕，难产，胞衣不下，产后瘀血腹痛，喉痹。熟用补肝肾，强筋骨。治腰膝骨痛，四肢拘挛，痿痹。

临床应用：《梅师集验方》中用生牛膝捣敷疮上，治金疮痛。《本草汇言》记载："牛膝、木瓜、五加皮、骨碎补、金银花、紫花地丁、黄柏、萆薢、甘菊根，水煎服，治鹤膝风"。《太平圣惠方》记载，牛膝、桂心、山茱萸，捣细罗为散，食前用温酒调下，治风湿痹，腰痛少力。《本草纲目》用牛膝煎汁和曲米酿成牛膝酒，治痿痹，补虚损，壮筋骨，除久疟。《本草备要》谓："酒蒸则益肝肾，强筋骨，治腰膝骨痛，足痿筋挛，阴痿失溺，久疟，下痢，伤中少气，生用则散恶血，破癥结，治心腹诸痛，淋痛尿血，经闭难产，喉痹齿痛，痈疽恶疮。"顾氏主要利用熟牛膝补肝肾、强筋骨之功效，治腰膝骨痛、四肢拘挛、痿痹，生用则疗骨折筋伤。

桑寄生

性味：苦、甘，平。

归经：入肝、肾经。

功效：祛风湿，补肝肾，强筋骨，通经络，益血，安胎。主治风湿痹痛，腰膝酸软，筋骨无力，偏枯，脚气。

临床应用：《千金方》独活寄生汤（独活、桑寄生、杜仲、牛膝、细辛、秦艽、茯苓、桂心、防风、川芎、人参、甘草、当归、芍药、干地黄）治腰背痛，肾气虚弱，卧冷湿地当风所得。《杨氏护命方》记载："桑寄生为末，非时白汤服下，治疗下血止后，但觉丹田元气虚乏，腰膝沉重无力。"《本草求真》谓："桑寄生，号为补肾补血要剂。缘肾主骨，发主血，苦入肾，肾得补，则筋骨有力。甘补血，血得补，则发受其灌荫而不枯脱落矣。故凡内而腰痛、筋骨笃疾、胎堕，外而金疮、肌肤风湿，何一不借此以为主治乎？"顾氏常将其与独活、牛膝配伍，用于风湿痹痛，腰膝酸软等症。

续断

性味：苦、辛，微温。

归经：入肝、肾经。

功效：补肝肾，续筋骨，调血脉。治跌打损伤，骨折金疮，腰背酸痛，足膝无力，遗精，痈疽疮肿，胎漏崩漏，带下。

临床应用：《本草汇言》谓"续断，补续血脉之药也。大抵所断之血脉非此不续，所伤之筋骨非此不养，所滞之关节非此不利，所损之胎孕非此不安，久服常服，能益气力，有补伤生血之效，补而不滞，行而不泄，故女科、外科取用恒多也"。《扶寿精方》续断丸（续断、补骨脂、牛膝、木瓜、萆薢、杜仲）治腰痛并脚酸腿软。《魏氏家藏方》续断散（续断、牛膝）治老人风冷，转筋骨痛。《卫生易简方》记载："接骨草捣烂盒之，治打扑伤损，闪肭骨节。"顾氏常用之于骨折中后期，谓"接骨良药也"。

鹿角片

性味：咸，温。

归经：入肾、肝经。

功效：补肾阳，益精血，强筋骨，行血消肿。主治跌打瘀肿，筋骨疼痛，乳痈肿痛，阴疽疮疡，肾虚腰脊冷痛，阳痿遗精，崩漏白带，尿频尿多。

禁忌：阴虚火旺者禁服。

临床应用：《本草纲目》记载，"鹿角，烧存性，为末，酒服一钱，日二，治筋骨疼痛"。《济生方》鹿角丸（鹿角、川牛膝、盐汤）治骨虚极，面肿垢黑，脊痛不能久立，气衰发落齿槁，腰脊痛，甚则喜唾。《本草经疏》谓："鹿角，生角则味咸气温，惟散热，行血消肿，辟恶气而已。咸能入血软坚，温能通行散邪，故主恶疮痈肿，逐邪恶气，及留血在阴中，少腹血结痛，折伤恶血等证也。肝肾虚，则为腰脊痛，咸温入肾补肝，故主腰脊痛。气属阳，补阳故又能益气也。"顾氏取其温肾强筋骨之效，用于筋骨酸痛、骨折延迟愈合属肾阳虚者，常与熟地相伍，防燥热劫阴。

巴戟天

性味：辛、甘，温。

归经：入肝、肾经。

功效：补肾阳，壮筋骨，祛风湿。治风寒湿痹，腰膝酸痛，少腹冷痛，小便不禁。

禁忌：阴虚火旺者忌服。

临床应用：《太平圣惠方》巴戟丸（巴戟天、牛膝、羌活、桂心、五加皮、杜仲、干姜）治风冷腰胯疼痛，行步不得。《本草经疏》谓："巴戟天，主大风邪气，及头面游风者，风力阳邪，势多走上。经曰邪之所凑，其气必虚。巴戟天性能补助元阳，而兼散邪，况真元得补，邪安所留，此所以愈大风邪气也。主阴痿不起，强筋骨，安五脏，补中增志益气者，是脾肾二经得所养，而诸虚自愈矣。其能疗少腹及阴中引痛，下气，并补五劳，益精，利男子者，五脏之劳，肾为之主，下气则火降，火降则水升，阴阳互宅，精神内守，故主肾气滋长，元阳益盛，诸虚为病者，不求其退而退矣。"顾氏常将之与杜仲、狗脊、川断相配，治腰膝酸痛，并常用之浸酒。

千年健

性味：辛，温。

归经：入肝、肾经。

功效：祛风湿，壮筋骨，止痛，消肿。主治风湿痹痛，肢节酸痛，筋骨痿软，胃痛，痈疽疮肿。

临床应用：《北京市中药成方选集》疏风定痛丸（千年健、没药、自然铜、钻地风、桂枝、牛膝、木瓜、甘草、杜仲、防风、羌活、独活、马钱子、醋炙乳香、麻黄）治由于风寒湿邪引起的痹证，腰腿酸痛，四肢麻木，身体沉重，及跌打损伤、血瘀疼痛等证。《贵州草药》记载，千年健、川牛膝、海风藤、宣木瓜各9克，桑枝15克，杜仲9克，秦艽、桂枝各6克，熟地12克，当归身9克，水煎服，治体弱老人寒湿膝痛、腰痛，尤其腰脊僵硬疼痛，屈伸不便者。《本草正义》谓："千年健，今恒用之于宣通经络，祛风逐痹，颇有应验。盖气味皆厚，亦辛温走窜之作用也。"顾氏取其祛风湿、壮筋骨之功，治疗骨折后期及老人寒湿腰膝痛，用9~15克，煎服或者酒浸。

杜仲

性味：甘、微辛，温。

归经：入肝、肾经。

功效：补肝肾，强筋骨，安胎。治腰脊酸疼，足膝痿弱，小便余沥，阴下湿痒，胎动不安。

禁忌：阴虚火旺者慎服。

临床应用：《活人心统》思仙散（川木香、八角茴香、杜仲）治腰痛。《太平圣惠方》杜仲散（杜仲、丹参、川芎、桂心、细辛）治卒腰痛不可忍。《圣济总录》杜仲饮（杜仲、川芎、炮附子）治中风筋脉拳急，腰膝无力。顾氏取其补肝肾、强筋骨之功，常用于骨伤中后期之关节诸痛，肝肾不足之腰膝酸痛、腿软无力、行走不利之症。

补骨脂

性味：辛，温。

归经：入肾、脾经。

功效：补肾助阳，纳气平喘，温脾止泻。主治肾阳不足，下元虚冷，腰膝冷痛，阳痿遗精，尿频，遗尿，肾不纳气，虚喘不止，脾肾两虚之大便久泻。

临床应用：《经验后方》记载，"破故纸为末，温酒下三钱七，治腰疼"。《太平惠民和剂局方》青娥丸（胡桃、蒜膏、补骨脂、杜仲）治肾气虚弱，风冷乘之；或血气相搏，腰痛如折，起坐艰难，俯仰不利，转侧不能；或因劳役过度，伤于肾经；或处卑湿，地气伤腰；或坠堕伤损，或风寒客搏，或气滞不散，皆令腰痛；或腰间似有物重坠，起坐艰辛者，悉能治之。《本草经疏》谓："补骨脂，能暖水脏；阴中生阳，壮火益土之要药也。其主五劳七伤，盖缘劳伤之病，多起于脾肾两虚，以其能暖水脏、补火以生土，则肾中真阳之气得补而上升，则能腐熟水谷、蒸糟粕而化精微。脾气散精，上归于肺，以荣养乎五脏，故主五脏之劳、七情之伤所生病。风虚冷者，因阳气衰败，则风冷乘虚而客之，以致骨髓伤败，肾冷精流，肾主骨而藏精，髓乃精之本，真阳之气不固，即前证见矣，固其本而阳气生，则前证自除。男子以精为主，妇人以血为主，妇人血气者，亦犹男子阳衰肾冷而为血脱气陷之病，同乎男子之肾冷精流也。"顾氏取其补肾温脾之功，常与杜仲、狗脊、续断同用。

淫羊藿

性味：辛、甘，温。

归经：入肝、肾经。

功效：补肾阳，强筋骨，祛风湿。主治腰膝无力，风湿痹痛，筋骨挛急，四肢不仁，半身不遂，阳痿不举，小便淋沥。

禁忌：阴虚而相火易动者忌服。

临床应用：《太平圣惠方》仙灵脾散（仙灵脾、威灵仙、川芎、桂心、苍耳子）治风走注疼痛，来往不定。《寿世保元》记载："壮肾散：淫羊藿（酒浸）、杜仲（酒炒）、炒小茴香、大茴香各五两，远志（去心）四两，巴戟天、肉苁蓉（酒浸）各六两，青盐八两，上为末，每服二钱，治肾经虚损，腰腿遍身疼痛。"《本草经疏》谓："淫羊藿，其气温而无毒。《本经》言寒者，误也。辛以润肾，甘温益阳气，故主阴痿绝阳，益气力，强志。茎中痛者，肝肾虚也，补益二经，痛自止矣。膀胱者，州都之官，津液藏焉，气化则能出矣。辛以润其燥，甘温益阳气以助其化，故利小便也。肝主筋，肾主骨，益肾肝则筋骨自坚矣。"顾氏取其温补肝肾、强筋壮骨之功，用于腰膝酸痛、关节不利属肾阳虚明显者。

骨碎补

性味：苦，温。

归经：入肝、肾经。

功效：补肾，活血，止血。主治肾虚腰痛，风湿痹痛，跌打闪挫，骨伤，肾虚久泻，耳鸣。

临床应用：《泉州本草》记载，"骨碎补四两，浸酒一斤，分十次内服，每日二次，可接骨续筋"。《浙江民间常用草药》记载："在关节复位或正骨手术后，取淫羊藿和榔榆皮捣烂，加面粉适量，捣成糊状，敷伤处，二至三日换药一次，治关节脱位、骨折。"《本经续疏》谓："骨碎补（《开宝本草》）主破血、止血、补伤折，言能不使瘀结者留滞，不使流动者妄行，而补茸伤折，如未尝伤折也。"骨碎补为顾氏常用接骨药也。

自然铜

性味：辛、苦，平。

归经：入肝、肾经。

功效：散瘀止痛，接骨续筋。主治跌打损伤，筋断骨折，血瘀疼痛，疮疡，烫伤，积聚，瘿瘤。

禁忌：阴虚火旺，血虚无瘀者忌服。

临床应用：《张氏医通》自然铜散（自然铜、乳香、没药、当归身、羌活）治跌扑骨断。《圣济总录》自然铜散（自然铜、密陀僧、甘草、黄柏）治一切恶疮及火烧汤烫。《本草衍义补遗》谓："自然铜，世以为接骨之药，然此等方尽多。大抵骨折在补气、补血、补胃，而铜非煅不可用，若新出火者，其火毒、金毒相扇，挟热毒香药，虽有接骨之功，燥散之祸甚于刀剑，戒之。"顾氏多将自然铜煅制，并与炙鸡金或海螵蛸同用。

龙骨

性味：甘、涩，平。

归经：入心、肝、肾、大肠经。

功效：重镇安神，止血涩肠，生肌敛疮。主治惊痫癫狂，怔忡健忘，失眠多梦，自汗盗汗，遗精淋浊，吐衄便血，崩漏带下，泻痢脱肛，溃疡久不收口。

临床应用：《普济方》神仙止血散（龙骨、诃子、白石脂、苎麻叶）治金疮出血。《太平圣惠方》记载，"用煅龙骨，研末敷，治疗小儿脐疮久不差"。《中医杂志》报道"用龙骨、生石膏、大黄、儿茶各等分，共研极细末，冷茶水调成稀糊状，敷患处，敷后用纱布盖好，每隔一日换药一次，治疗烫火伤"。《本经逢原》称："涩可以去脱，龙骨入肝敛魂，收敛浮越之气。其治咳逆，泄利脓血，女子漏下，取涩以固上下气血也。其性虽涩，而能入肝破结。癥瘕坚结，皆肝经之血积也……但收敛太过，非久痢虚脱者，切勿妄投。火盛失精者误用，多致溺赤涩痛，精愈不能收摄矣。"顾氏取龙骨镇静固精、敛疮生肌之功，用于伤后心神不安、失眠多梦、多汗，以及外用于疮口久溃不收者。

清热消肿药

黄芩

性味：苦，寒。

归经：入心、肺、胆、大肠经。

功效：泻实火，除湿热，止血，安胎。主治痈肿疔疮，壮热烦渴，肺热咳嗽，湿热泻痢，黄疸，热淋，吐衄，崩漏，目赤肿痛，胎动不安。

禁忌：脾肺虚热者慎用。

临床应用：《怪证奇方》中记载，"酒炒黄芩二钱，为末，酒服，治灸疮血出"。《本草汇言》谓："清肌退热，柴胡最佳，然无黄芩不能凉肌达表。上焦之火，山栀可降，然舍黄芩不能上清头目。……所以方脉科以之清肌退热，疮疡科以之解毒生肌，光明科以之清热明目，妇女科以之安胎理经。此盖诸科半表半里之首剂也。"顾氏取其解肌退热之效，用于骨折初期或疮疡肿痛，瘀热内滞者，不宜过量，因苦寒伤胃气。

黄柏

性味：苦，寒。

归经：入肾、膀胱经。

功效：清热，燥湿，泻火，解毒。主治疮疡肿毒，热痢，泄泻，消渴，黄疸，梦遗，痔疮，便血，赤白带下，目赤肿痛，口舌生疮。

禁忌：脾虚泄泻，胃弱食少者忌服。

临床应用：《丹溪心法》二妙散（黄柏、苍术）治疗湿热引起的筋骨疼痛。《简便单方》记载，"黄柏末，入枯矾少许掺，主小儿脓疮，遍身不干"。《濒湖集简方》用"炒黄柏皮、川乌头等分为末，治痈疽肿毒"。《医学入门》称："黄柏，治眼赤、鼻皶、喉痹及痈疽发背，乳痈脐疮亦用。东垣云：泻下焦隐伏之龙火，安上出虚哕之蛔虫，单治而能补肾不足，生用而能补阴痿厥，凡下体有湿，瘫痪肿痛，及膀胱有水，小便黄，小腹虚痛者，必用之，兼治外感肌热，内伤骨热，失血遗精阴痿。抑考黄连入心，栀、芩入肺，黄柏入肾，肾苦燥停湿，柏味微辛而能润燥，性利下面能除湿，故为肾经主药。然《本经》谓其主五脏热者，盖相火狂越上冲，肠胃干涸，五脏皆火。以上诸症，皆火之所为，湿亦火之郁而成也，用以泻火则肾水自固，而无狂越漏泄之患，所谓补肾者，亦此意也。丹溪谓肾家无火，而两尺脉微或左尺独旺者，皆不宜用，惟两尺脉俱旺者最宜。"顾氏取黄柏清热、燥湿、解毒之功，常用之于痈疽肿痛及湿热引起的筋骨疼。又恐其苦寒

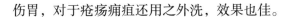

伤胃，对于疮疡痈疽还用之外洗，效果也佳。

金银花

性味：甘，寒。

归经：入肺、胃经。

功效：清热，解毒。主治痈疡，肿毒，瘰疬，温病发热，热毒血痢，痔漏。

禁忌：脾胃虚寒及气虚疮疡脓清者慎服。

临床应用：《活法机要》回疮金银花散（金银花连枝叶、黄芪、甘草）治疮疡痛甚，色变紫黑者。《医学心悟》忍冬汤（金银花、甘草）治疗一切内外痈肿。《洞天奥旨》归花汤（金银花、当归）治痈疽发背初起。《积善堂经验方》记载"金银花（连茎叶）自然汁半碗，煎八分服之，以滓敷上，治一切肿毒，不问已溃未溃，或初起发热，并疗疮便毒，喉痹乳蛾"。《本草正》称："金银花，善于化毒，故治痈疽、肿毒、疮癣、杨梅、风湿诸毒，诚为要药。毒未成者能散，毒已成者能溃，但其性缓，用需倍加，或用酒煮服，或捣汁挽酒顿服，或研烂拌酒厚敷。"顾氏常将之与蒲公英、紫地丁、野菊花等同用，增强清热解毒作用，用于治疗痈疽疔毒，红肿疼痛。

蒲公英

性味：苦、甘，寒。

归经：入肝、胃经。

功效：清热解毒，利尿散结。主治疔毒疮肿，瘰疬，关节红肿热痛，目赤咽痛。

禁忌：阳虚外寒、脾胃虚弱者忌用。

临床应用：《本草纲目》记载，"蒲公英捣烂覆之，别更捣汁，和酒煎服，取汗"，治疳疮疔毒。《救急方》中写道："蒲公英捣烂，贴，治多年恶疮及蛇螫肿毒。"《本草正义》称："蒲公英，其性清凉，治一切疔疮、痈疡、红肿热毒诸证，可服可敷，颇有应验，而治乳痈乳疗，红肿坚块，尤为捷效。鲜者捣汁温服，干者煎服，一味亦可治之，而煎药方中必不可缺此。"顾氏取蒲公英清热解毒之功，鲜品多外用。

菊花

性味：苦、甘，微寒。

归经：入肺、肝经。

功效：散风清热，平肝明目，清热解毒。主治疮痈肿毒，目赤肿痛，风热感冒，头痛眩晕，眼目昏花。

临床应用：《仙拈集》二妙汤（菊花、甘草）治肿毒疔疮。《扶寿精方》记载"陈艾、菊花作护膝，久用"治疗膝风。《神农本草经》谓："诸风头眩肿痛，目欲脱，泪出，皮肤死肌，恶风湿痹。久服利血气，轻身耐老延年。"顾氏取其清热解毒之效，多用于头面部疮毒。

葛根

性味：甘、辛，平。

归经：入脾、胃经。

功效：升阳解肌，透疹止泻，除烦止渴。主治伤寒、温热之头痛项强，烦热消渴，泄泻，痢疾，高血压，心绞痛，耳聋。

禁忌：胃寒呕吐者慎用。

临床应用：《肘后方》记载，"用葛根，治疗金疮中风，痉欲死"。《本草经疏》称："葛根，解散阳明温病热邪主要药也，故主消渴，身大热，热壅胸膈作呕吐。发散而升，风药之性也，故主诸痹。""伤寒头痛兼项强、腰脊痛，及遍身骨疼者，足太阳也，邪犹未入阳明，故无渴证，不宜服。"顾氏取葛根解肌清热之功，用之于头目不利、颈项不适诸证。

活血凉血药

大黄

性味：苦，寒。

归经：入脾、胃、大肠、肝、心包经。

功效：泻热通肠，凉血解毒，逐瘀通经。主治实热便秘，积滞腹痛，泻痢不爽，湿热黄疸，血热吐衄，目赤，咽肿，肠痈腹痛，痈肿疔疮，瘀血经闭，跌打损伤，水火烫伤。酒大黄善清上焦血分热毒，用于目赤咽肿，齿龈肿痛。熟大黄泻下力缓，泻火解毒，用于火毒疮疡。大黄炭凉血化瘀止血，用于血热有瘀出血者。

禁忌：脾胃虚弱、虚寒等证患者忌服。

临床应用：《卫生宝鉴》如神散，"川大黄为末，新汲水调，搽冻破疮上"，治疗冻疮皮肤破烂，痛不可忍者。《濒湖集简方》记载："大黄末、姜汁调涂，治打仆伤痕，瘀血滚注，或作潮热者。"《三因极一病证方论》鸡鸣散（酒大黄、杏仁）治从高坠下，及木石所压，凡是伤损，瘀血凝积，气绝欲死，并久积瘀血，烦躁疼痛，叫呼不得及折伤等。《日华子本草》言："通宣一切气，调血脉，利关节，泄塑滞、水气，四肢冷热不调，温瘴热痰，利大小便，并敷一切疮疖痈毒。"顾氏认为大黄外用可止血、止痛和消肿，生大黄行气作用强，而酒制大黄活血作用较好。大黄药性峻猛，内服时，一般3~5克，不可多服久服。

地骨皮

性味：甘，寒。

归经：入肺、肝、肾经。

功效：清热，凉血。主治虚劳潮热盗汗，肺热咳喘，吐血，衄血，血淋，消渴，痈肿，恶疮。

禁忌：脾胃虚寒者忌服。

临床应用：《普济本事方》地仙散（地骨皮、防风、炙甘草、生姜、竹叶）治疗骨蒸肌热，解一切虚烦躁，生津液。《千金方》枸杞汤（枸杞根白皮、麦门冬、小麦）治虚劳，口中苦渴，骨节烦热或寒。《本草新编》称："地骨皮，非黄柏、知母之可比，地骨皮虽入肾而不凉肾，地骨皮止入肾而凉骨耳，凉肾必至泄肾而伤胃，凉骨反能益肾而生髓。黄柏、知母泄肾伤胃，故断不可多用以取败也。骨皮益肾生髓，断不可少用而图功。欲退阴虚火动，骨蒸劳热之症，用补阴之药，加地骨皮或五钱或一两，始能凉骨中之髓，而去骨中之热也。"顾氏认为地骨皮善凉骨中之热，常与生地、丹参、赤芍、茜草同用，凉血止血而不伤正。

生地黄

性味：甘、苦，凉。

归经：入心、肝、肾经。

功效：清热，凉血，生津。主治折伤，温病伤阴，大热烦渴，舌绛，神昏，斑疹，吐血，衄血，虚劳骨蒸，咳血，消渴，便秘，血崩。

禁忌：脾胃有湿邪及阳虚者忌服。

临床应用：《夷坚志》记载，"生地黄、生姜，治疗坠马伤折手足，痛甚者"。《千金方》地黄煎（生地黄，温酒）补虚除热，去痈疖痔疾。《本草汇言》称："生地，为补肾要药，益阴上品，故凉血补血有功，血得补，则筋受荣，肾得之而骨强力壮。又治胎产劳伤，皆血之愆，血得其养，则胎产获安。又肾开窍于二阴，而血主濡之，二便所以润也。"顾氏认为生地黄有散血之功，伤瘀发肿发热，用生地黄外治，可清热定痛散瘀；同时其可补血生津，对骨折初期失血失液也能有所裨益。

丹皮

性味：苦、辛，微寒。

归经：入心、肝、肾经。

功效：清热凉血，活血化瘀。主治跌仆伤痛，痈肿疮毒，热入营血，温毒发斑，吐血衄血，夜热早凉，无汗骨蒸，经闭痛经。

禁忌：血虚有寒，孕妇及月经过多者慎服。

临床应用：《千金方》记载"用虻虫、牡丹治疗腕折瘀血"，"牡丹皮为散，治疗金疮内漏，血不出"。《证治准绳》牡丹皮散（牡丹皮、当归、骨碎补、红花、续断、乳香、没药、桃仁、川芎、赤芍药、生地黄）治跌扑闪挫伤损，瘀血疼痛。《本草正》谓："丹皮，赤者行性多，白者行性缓。总之，性味和缓，原无补性。但其微辛凉，能和血、凉血、生血，除烦热，善行血滞。滞去则郁热自解，故亦退热。用此者，用其行血滞而不峻。"顾氏认为丹皮能清热凉血散瘀，用于骨折初期肿痛发热尤宜。

玄参

性味：苦、咸，凉。

归经：入肺、肾经。

功效：滋阴，降火，除烦，解毒。主治痈肿，瘰疬，热病烦渴，发斑，骨蒸劳热，夜寐不宁，自汗盗汗，津伤便秘，吐血衄血，咽喉肿痛。

禁忌：脾胃有湿及脾虚便溏者忌服。

临床应用：《医学心悟》消瘰丸（玄参、牡蛎、贝母）治瘰疬初起。《玉楸药解》称"玄参，清金补水，凡疮疡热痛，胸膈燥渴，溲便红涩，膀胱癃闭之证俱善。清肺与陈皮、杏仁同服，利水合茯苓、泽泻同服"。顾氏取其滋阴之效，对于伤后阴虚口渴、便秘、舌红少苔无津者，多用之。

丹参

性味：苦，微温。

归经：入心、肝经。

功效：祛瘀止痛，活血排脓，安神宁心。主治骨节疼痛，瘀血腹痛，恶疮肿毒，心绞痛，月经不调，痛经，经闭，血崩带下，癥瘕积聚，惊悸不眠。

临床应用：《肘后方》记载，"丹参八两，锉，以水微调，取羊脂二斤，煎三上三下，以涂疮上"，治疗热油火灼，除痛生肌。张文仲用"杜仲八两，丹参五两，独活、当归、川芎、干地黄各四两"治腰髀连脚疼。《本草汇言》谓："丹参，善治血分，去滞生新，调经顺脉之药也。……故《明理论》以丹参一物，而有四物之功。补血生血，功过归、地，调血敛血，力堪芍药，逐瘀生新，性倍芎䓖，妇人诸病，不论胎前产后，皆可常用。"顾氏认为其长于活血化瘀而养血，除烦安神，有祛瘀生新之妙，常与白芍配伍。白芍功专补血敛阴，柔肝止痛，为治诸痛之良药，二者共用，活血化瘀止痛之功更佳。

当归

性味：甘、辛，温。

归经：入肝、心、脾经。

功效：补血，活血，调经止痛，润燥滑肠。主治血虚血瘀诸证，跌扑损伤，痿痹，肌肤麻木，月经不调，经闭，痛经，癥瘕结聚，崩漏，虚寒腹痛，肠燥便难，赤痢后重，痈疽疮疡。

禁忌：湿阻中满及大便溏泄者慎服。

临床应用：《太平圣惠方》当归散（当归、桂心、地龙、白僵蚕、威灵仙、漏芦、川芎、白芷）治白虎风，疼痛不止。《素问病机气宜保命集》当归散（当归、黄芪、瓜蒌、木香、黄连）治诸疮肿，已破未破，焮肿甚。《奇效良方》当归散（当归、甘草、山栀子、木鳖子）治疗附骨疽及一切恶疮。《本草正》谓："当归，其味甘而重，故专能补血，其气轻而辛，故又能行血，补中有动，行中有补，诚血中之气药，亦血中之圣药也。……大约佐之以补则补，故能养营养血，补气生精，安五脏，强形体，益神志，凡有形虚损之病，无所不宜。佐之以攻则通，故能祛痛通便，利筋骨，治拘挛、瘫痪、燥涩等证。"祛瘀止痛，顾氏常与乳香、没药同用；养血活血，常与丹参、赤芍相伍。

黄芪

性味：甘，微温。

归经：入肺、脾经。

功效：生用益气固表、利水消肿、托毒生肌，主治自汗、盗汗、血痹、浮肿、痈疽不溃或溃久不敛。炙用补中益气，主治内伤劳倦、脾虚泻泄、脱肛、气虚血脱、崩带，以及一切气衰血虚之证。

禁忌：实证及阴虚阳盛者忌服。

临床应用：《金匮要略》黄芪桂枝五物汤（黄芪、芍药、桂枝、生姜、大枣）治血痹，阴阳俱微，寸口关上微，尺中小紧，外证身体不仁，如风痹状。《外科正宗》透脓散（黄芪、山甲、皂角针、当归、川芎）治痈疽诸毒内脓已成，不穿破者。《太平惠民和剂局方》神效托里散（忍冬草、黄芪、当归、炙甘草）治痈疽发背，肠痈，奶痈，无名肿痛，焮作疼痛，憎寒壮热，类若伤寒，不问老幼虚人。《本草正》谓："黄芪，生者微凉，可治痈疽；蜜炙性温，能补虚损。因其味轻，故专于气分而达表，所以能补元阳、充腠理、治劳伤、长肌肉，气虚而难汗者可发，表疏而多汗者可止。其所以止血崩血淋者，以气固而血自止也，故曰血脱益气。其所以治泻痢带浊者，以气固而陷自除也，故曰陷者举之。然其气味俱浮，纯于气分，故中满气滞者，当酌用之。"益气固表，托毒生肌，顾氏多用生黄芪；治疗骨折后期气血不足，多用炙黄芪。

党参

性味：甘，平。

归经：归脾、肺经。

功效：补中，益气，生津。主治脾胃虚弱，气血两亏，体倦无力，食少，口渴，久泻，脱肛。

禁忌：有实邪者忌服。不宜与藜芦同用。

临床应用：《得配本草》上党参膏（党参、沙参、桂圆肉）可清肺金，补元气，开声音，助筋力。《青海省中医验方汇编》中记载"党参30克，黄柏15克，共为细末，吹撒患处，治小儿口疮。"《本草正义》称："党参力能补脾养胃，润肺生津，健运中气，本与人参不甚相远。其尤可贵者，则健脾运而不燥，滋胃阴而不湿，润肺而不犯寒凉，养血而不偏滋腻，鼓舞清阳，振动中气，而无刚燥之弊。且较诸辽参之力量厚重，而少偏于阴柔，高丽参之气味雄壮，而微嫌于刚烈者，尤为得中和之正，宜乎五脏交受其养，而无往不宜也。特力量较为薄弱，不能持久，凡病后元虚，每服二三钱，止足振动其一日之神气，则信乎和平中正之规模，亦有不耐悠久者。然补助中州而润泽四隅，故凡古今成方之所用人参，无不可以潞党参当之，即凡百证治之应用人参者，亦无不可以潞党参投之。"顾氏多在骨折后期应用党参，以补益气血。

枸杞子

性味：甘，平。

归经：入肝、肾经。

功效：滋肾，润肺，补肝，明目。主治肝肾亏虚，腰膝酸软，头晕，目眩，目昏多泪，虚劳咳嗽，消渴，遗精。

禁忌：外邪实热，脾虚有湿及泄泻者忌服。

临床应用：《延年方》枸杞子酒（枸杞子、清酒）补虚，长肌肉，益颜色，肥健人。《摄生秘剖》枸圆膏（枸杞子、龙眼肉）安神养血，滋阴壮阳，益智，强筋骨，泽肌肤，驻颜色。《本草通玄》谓："枸杞子，补肾益精，水旺则骨强，而消渴、目昏、腰疼膝痛无不愈者。""按：枸杞平而不热，有补水制火之能，与地黄同功。"顾氏认为，对于骨折后期，肝肾不足，用枸杞子，可促进骨折愈合。

鸡血藤

性味：苦、甘，温。

归经：入心、脾经。

功效：养血活血，舒筋通络。主治腰膝酸痛，麻木瘫痪，月经不调。

禁忌：阴虚火亢者慎用。

临床应用：《饮片新参》谓"鸡血藤，去瘀血，生新血，流利经脉。治暑痧，风血痹症"。顾氏常与红花、桃仁、赤芍、地龙、黄芪、当归、丹参等配伍，治疗风湿所致的腰膝关节疼痛、风湿痹痛、肢体麻木。

温经通络药

桂枝

性味：辛、甘，温。

归经：入膀胱、心、肺经。

功效：温通经脉，散寒解表，通阳化气。主治寒湿痹痛，风寒表证，四肢厥冷，经闭痛经，癥瘕结块，胸痹，心悸，痰饮，小便不利等。

禁忌：温热病及阴虚阳盛之证、血证、孕妇忌服。

临床应用：《金匮要略》桂枝芍药知母汤（桂枝、芍药、甘草、麻黄、生姜、白术、知母、防风、炮附子）治诸肢节疼痛，身体尪羸，脚肿如脱，头眩短气，温温欲吐。《金匮要略》黄芪桂枝五物汤（黄芪、芍药、桂枝、生姜、大枣）治血痹阴阳俱微，寸口关上微，尺中小紧，外证身体不仁，如风痹状。《长沙药解》谓："桂枝，入肝家而行血分，定经络而达荣郁。善解风邪，最调木气。升清阳之脱陷，降浊阴之冲逆，舒筋脉之急挛，利关节之壅阻。入肝胆而散遏抑，极止痛楚，通经络而开痹涩，甚去湿寒。"顾氏取其温经通络之功，常用于骨折中后期及风寒湿痹之关节痛，常用之与赤芍、白芍相伍。

肉桂

性味：辛、甘，热。

归经：入肾、脾、膀胱经。

功效：补元阳，通血脉，暖脾胃，除积冷。治命门火衰，肢冷脉微，亡阳虚脱，腹痛泄泻，腰膝冷痛，阴疽流注，经闭癥瘕。

禁忌：阴虚火旺忌服，孕妇慎服。

临床应用：《外科全生集》阳和汤（熟地、肉桂、麻黄、鹿角胶、白芥子、姜炭、生甘草）治鹤膝风、贴骨疽及一切阴疽。《罗氏会约医镜》桂附杜仲汤（肉桂、炮附子、杜仲）治真寒腰痛，六脉弦紧，口舌青，阴囊缩，身战栗。《名医别录》谓："主温中，利肝肺气，心腹寒冷，冷疾，霍乱转筋，头痛，腰痛，出汗，止烦，止唾、咳嗽、鼻齆，能堕胎，坚骨节，通血脉，理疏不足，宣导百药。"顾氏取其温通血脉之功，主要用于肾阳不足、寒湿引起的腰腿痛、关节诸痛。

细辛

性味：辛，温，小毒。

归经：入肺、肾经。

功效：祛风，散寒，行水，开窍。主治风湿痹痛，风冷头痛，鼻渊，齿痛，痰饮咳逆。

禁忌：气虚多汗，血虚头痛，阴虚咳嗽等忌服。

临床应用：《普济方》细辛散（细辛、川芎、炮附子、麻黄、葱白、姜、枣）治风冷头痛，痛则如破，其脉微弦而紧者。《本草正义》谓："细辛，芳香最烈，故善开结气，宣泄郁滞，而能上达巅顶，通利耳目，旁达百骸，无微不至，内之宣络脉而疏通百节，外之行孔窍而直透肌肤。"顾氏常将其与桂枝并用，取其祛风通络止痛开窍之功，用于风湿筋骨痛。

桑枝

性味：苦，平。

归经：入肝经。

功效：祛风湿，利关节，行水气。主治风寒湿痹，四肢拘挛，脚气浮肿，肌体风痒。

临床应用：《普济本事方》记载，"桑枝一小升，细切，炒香，以水三大升，煎取二升，一日服尽，无时，治臂痛"。《本草撮要》谓："桑枝，功专去风湿拘挛，得桂枝治肩臂痹痛，得槐枝、柳枝、桃枝洗遍身痒。"顾氏取其祛风湿、利关节之功，对于风湿痹痛，常与防己、威灵仙、羌活、独活配伍，尤其是上肢肩背酸痛、经络不利。

防风

性味：辛、甘，温。

归经：入膀胱、肺、脾经。

功效：发表，祛风，胜湿，止痛。主治风寒头痛，目眩项强，风寒湿痹，骨节酸痛，四肢挛急，破伤风。

临床应用：《太平圣惠方》防风散（防风、地龙、漏芦）治白虎风，走转疼痛，两膝热肿。《圣济总录》防风丸（防风、蝉壳、猪牙皂荚、天麻）治一切风疮疥癣，皮肤瘙痒，搔成瘾疹。《普济本事方》玉真散（天南星、防风）治破伤风及打扑伤损。《本草经疏》谓："防风治风通用，升发而能散，故主大风头眩痛，恶风风邪，周身骨节疼痹，胁痛胁风，头面去来，四肢挛急，下乳，金疮因伤于风内痉。其云主目无所见者，因中风邪，故不见也。烦满者,因风邪客于胸中,故烦满也。风、寒、湿三者合而成痹,祛风燥湿,故主痹也。"顾氏常将其与其他祛风通络药相伍。

白芷

性味:辛,温。

归经:入肺、脾、胃经。

功效:祛风,燥湿,消肿,止痛。主治头痛,眉棱骨痛,齿痛,鼻渊,寒湿腹痛,肠风痔漏,赤白带下,痈疽疮疡,皮肤燥痒,疥癣。

禁忌:阴虚血热者慎服。

临床应用:《经验方》记载,"白芷、大黄等分,为末,米饮服二钱,治痈疽赤肿"。《濒湖集简方》记载:"香白芷嚼烂涂之,治刀箭伤疮。"《卫生易简方》:"醋调白芷末敷之,治肿毒热痛。"《本草汇言》谓:"白芷,上行头目,下抵肠胃,中达肢体,遍通肌肤以至毛窍,而利泄邪气。如头风头痛,目眩目昏,如四肢麻痛,脚弱痿痹,如疮溃糜烂,排脓长肉,如两目作障,痛痒赤涩,如女人血闭,阴肿漏带,如小儿痘疮,行浆作痒,白芷皆能治之。第性味辛散,如头痛、麻痹、眼目、漏带、痈疡诸症,不因于风湿寒邪,而因于阴虚气弱及阴虚火炽者,俱禁用之。"顾氏取其祛风、燥湿之效,与秦艽、藁本相配,用于风湿头项酸痛。

蜈蚣

性味:辛,温,有毒。

归经:入肝经。

功效:祛风,定惊,攻毒,散结。主治风湿骨痛,疮疡肿毒，中风，惊痫，破伤风，百日咳，瘰疬，结核，癥积瘤块，烫伤。

禁忌：孕妇忌服。

临床应用：《仁斋直指方》记载"赤足蜈蚣，焙为末，入片脑少许，调敷，治痔疮疼痛"。《江西草药手册》称，"患部用紫金牛煎洗后，撒上蜈蚣末适量，用药膏覆盖，日换一次，十天为一疗程，治下肢慢性溃疡"。《医学衷中参西录》谓："蜈蚣，走窜主力最速，内而脏腑，外而经络，凡气血凝聚之处皆能开之。性有微毒，而转善解毒，凡一切疮疡诸毒皆能消之。其性尤善搜风，内治肝风萌动，癫痫眩晕，抽掣瘈疭，小儿脐风；外治经络中风，口眼歪斜，手足麻木。为其性能制蛇，故又治蛇症及蛇咬中毒。"顾氏取其祛风通络之功，常与全蝎相伍，用于筋骨疼痛、拘挛诸症。

全蝎

性味：咸、辛，平，有毒。

归经：入肝经。

功效：祛风，止痉，通络，解毒。主治风湿痹痛，惊风抽搐，中风，半身不遂，口眼歪斜，偏头痛，风疹疮肿。

禁忌：血虚生风者忌服。

临床应用：《方剂学》止痉散（蜈蚣、全蝎）治四肢抽搐，顽固性头痛，关节痛。《澹寮方》记载："全蝎七枚，栀子七个。麻油煎黑去滓，入黄蜡，化成膏敷之，治诸疮毒肿。"《本草纲目》谓："蝎，足厥阴经药也，故治厥阴诸病。诸风掉眩搐掣、疟疾寒热、耳聋无闻，皆属厥阴风木。故李杲云，凡疝气带下，皆属于风，蝎乃治风要药，俱宜加而用之。"顾氏多用之与蜈蚣相配。

独活

性味：辛、苦，温。

归经：入肾、膀胱经。

功效：祛风，胜湿，散寒，止痛。主治风寒湿痹，腰膝酸痛，手脚挛痛，头痛，齿痛。

禁忌：阴虚血燥者慎服。

临床应用：《世医得效方》独活寄生汤（独活、桑寄生、杜仲、北细辛、白芍药、桂心、川芎、防风、甘草、人参、熟地黄、当归）治"风伤肾经，腰痛如掣，久不治，流入脚膝，为偏枯冷痹缓弱之患，及新产后腰脚挛痛，除风活血"。《活幼心书》独活汤（川独活、酒当归、白术、蜜炙黄芪、薄桂、川牛膝、炙甘草）治惊瘫、鹤膝，及中风湿日久致腰背手足疼痛，昼轻夜重，及四肢痿痹不仁。《本草汇言》谓："独活，善行血分，祛风行湿散寒之药也。凡病风之证，如头项不能俯仰，腰膝不能屈伸，或痹痛难行，麻木不用，皆风与寒之所致，暑与湿之所伤也，必用独活之苦辛而温，活动气血，祛散寒邪，故《本草》言能散脚气，化奔豚，疗疝瘕，消痈肿，治贼风百节攻痛，定少阴寒郁头疼，意在此矣。"治疗风寒痹痛及风湿引起的腰腿膝痛，顾氏常用之与威灵仙、木瓜、茴香同用。

威灵仙

性味：辛、咸，温，有毒。

归经：入膀胱经。

功效：祛风湿，通经络，消痰涎，散癖积。主治痛风，顽痹，腰膝冷痛，脚气，疟疾，癥瘕积聚，破伤风，扁桃体炎，诸骨鲠咽。

禁忌：气虚血弱，无风寒湿邪者忌服。

临床应用：《普济方》记载，"威灵仙五两，生川乌头、五灵脂各四两，为末，醋糊丸，梧子大，每服七丸，用盐汤下，治手足麻痹，时发疼痛，或打扑伤损，痛不可忍，或瘫痪等症"。《外科精义》记载："威灵仙三两，水一斗，煎汤，先熏后洗，冷再温之，治痔疮肿痛。"《海上集验方》称："威灵仙，去众风，通十二经脉，疏宣五脏冷脓宿水变病，微利不渴。人服此，四肢轻健，手足温暖，并得清凉。"顾氏因其可祛风湿，通十二经脉，常用作引经药。

秦艽

性味：苦、辛，平。

归经：入肝、胃、胆经。

功效：祛风除湿，和血舒筋，清热利尿。主治风湿痹痛，筋骨拘挛，黄疸，便血，骨蒸潮热，小儿疳热，小便不利。

禁忌：久痛虚羸，溲多、便滑者忌服。

临床应用：《医学心悟》秦艽天麻汤（秦艽、天麻、羌活、陈皮、当归、川芎、炙甘草、生姜、酒炒桑枝）治背痛连胸。《不知医必要》秦艽汤（羌活、当归、川芎、熟地、秦艽、酒炒白芍、独活）治风中经络而痛。《本草征要》称："秦艽，长于养血，故能退热舒筋。治风先治血，血行风自灭，故疗风无问新久。入胃祛湿热，故小便利而黄疸愈也。"顾氏认为，治疗风寒引起的周身疼痛，以及多年风湿性腰腿痛，秦艽能取得较好效果。

伸筋草

性味：苦、辛，温。

归经：入肝、脾、肾三经。

功效：祛风散寒，除湿消肿，舒筋活血。主治跌打损伤，风寒湿痹，关节酸痛，皮肤麻木，四肢软弱，水肿。

禁忌：孕妇忌服。

临床应用：《岭南采药录》记载，"伸筋草，每用三钱至一两，煎服，治风痹筋骨不舒"。《中草药学》中"凤尾伸筋草一两，丝瓜络五钱，爬山虎五钱，大活血三钱，水、酒各半煎服，治关节酸痛，手足麻痹"。《生草药性备要》称："伸筋草，消肿，除风湿。浸酒饮，舒筋活络。其根治气结疼痛，损伤，金疮内伤，去痰止咳。"顾氏取其祛风、除湿、舒筋之功，治疗骨折后期及风寒湿痹，常与络石藤、天仙藤相伍。

乌梢蛇

性味：甘，平。

归经：入肝经。

功效：祛风湿，通经络。主治祛风湿，通经络。治风湿顽痹，肌肤不仁，风疹疥癣。

禁忌：血虚生风者、孕妇忌服。

临床应用：《太平圣惠方》乌蛇丸（乌蛇、天南星、干蝎、白附子、羌活、白僵蚕、麻黄、防风、桂心）治风痹，手足缓弱，不能伸举者。还记载"乌蛇二两，烧灰，细研如粉，以腊月猪脂调涂之，治面上疮及酐"。《本经逢原》称："蛇，治诸风顽痹，皮肤不仁，风瘙瘾疹，疥癣热毒，眉须脱落，疬痒等疮。但白蛇主肺脏之风，为白癜风之专药，乌蛇主肾脏之风，为紫云风之专药。两者主治悬殊，而乌蛇则性善无毒耳。"顾氏常配全蝎、防风，治疗风湿顽痹日久不愈。

五加皮

性味：辛，温。

归经：入肝、肾经。

功效：祛风湿，壮筋骨，活血去瘀。主治风寒湿痹，筋骨挛急，腰痛，阳痿，脚弱，小儿行迟，水肿，脚气，疮疽肿毒，跌打劳伤。

禁忌：阴虚火旺者慎服。

临床应用：《瑞竹堂经验方》五加皮丸（五加皮、远志、酒）治男子妇人脚气，骨节皮肤肿湿疼痛。《本草纲目》五加皮酒（五加皮、当归、牛膝、地榆）治一切风湿痿痹。《梅氏验方新编》记载："小鸡一只，约重五六两（连毛），同五加皮一两，捣为糊，搦在伤处，一炷香时，解下后，用山栀三钱，五加皮四钱，酒一碗，煎成膏贴之，再以大瓦松煎酒服之，治损骨。"《药性类明》谓："两脚疼痹，风湿也。五加皮苦泄辛散，能治风湿。《药性论》言其破逐恶风血。破逐恶风血，即治痹之义也。丹溪治风湿脚痛加减法云，痛甚加五加皮，可见其逐恶血之功大也。"顾氏取其祛风湿，壮筋骨之义，对于风寒湿痹、筋骨挛急、腰痛，常与杜仲、桑寄生、狗脊同用。

木瓜

性味：酸，温。

归经：入肝、脾经。

功效：平肝和胃，去湿舒筋。主治风湿痹痛，肢体酸重，筋脉拘挛，吐泻转筋，脚气水肿。

禁忌：下部腰膝无力，由于精血虚、真阴不足所致者不宜用。伤食脾胃未虚、积滞多者，不宜用。

临床应用：《杨氏家藏方》木瓜丸（木瓜、青盐、吴茱萸、牛膝）治风湿客搏，手足腰膝不能举动者。《普济本事方》木瓜煎（木瓜、没药、乳香）治筋急项强，不可转侧。《本草正》谓："木瓜，用此者用其酸敛，酸能走筋，敛能固脱，得木味之正，故尤专入肝，益筋走血，疗腰膝无力、脚气，引经所不可缺，气滞能和，气脱能固。以能平胃，故除呕逆、霍乱转筋，降痰，去湿，行水。以其酸收，故可敛肺禁痢，止烦满，止渴。"顾氏取木瓜去湿舒筋之功，治疗风湿引起的腰膝痛，常与牛膝相伍。

天麻

性味：甘，平。

归经：入肝经。

功效：息风止痉，平肝阳，祛风通络。主治眩晕眼黑，头风头痛，肢体麻木，半身不遂，语言謇涩，小儿惊痫动风。

禁忌：气血虚甚者慎服。

临床应用：《十便良方》天麻酒（天麻、牛膝、附子、杜仲）治疗妇人风痹，手足不遂。《圣济总录》天麻丸（天麻、麻黄、炮草乌头、藿香叶、制半夏、炒白面）治风湿脚气，筋骨疼痛，皮肤不仁。《本草新编》言："天麻，能止昏眩，疗风去湿，治筋骨拘挛瘫痪，通血脉，开窍，余皆不足尽信。然外邪甚盛，壅塞经络血脉之间，舍天麻又何以引经，使气血攻补之味直入于受病之中乎？总之，天麻最能祛外束之邪，逐内避之痰，而气血两虚之人断不可轻用之耳。"顾氏常与钩藤、菊花、枸杞子同用。

第四章 验案精选

下颌骨脱位案

祝某，女，48 岁，教师。下颌骨关节双脱位。

患者体弱多病，久虚筋弱，先行术前理法，热敷，按摩。患者坐于低矮有靠背椅上，头稍后仰，正视前方，两下肢向外侧伸展，两臂下垂，将手掌放于大腿上。助手立于患者椅后，两手固定患者之额后部，以勿使之摇动为原则，忌将颞肌捏紧。医者立于患者前面，将两拇指（缠以纱布棉花或戴上指套）放入患者口内，按捺住两侧臼齿，余四指挟住下颌骨体，按、推两法合用，两手似击鼓式的摆动，先按捺、晃动下颌，感骨体滑动则乘势后推，向上端托下颌，闻滑入之声响，两拇指迅速滑向两边退出口腔，复位成功。（若为单侧脱位，医者一手固定住健侧下颌骨体，另一手似整复双脱之法复位之。）

医患要密切配合，患者大胆张口，医者勿使其紧张。整复后，一般不需要药物治疗，若属习惯性脱臼，可外敷伤膏药，内服补气复元汤。

肩关节脱位案

鲁某，男，43 岁，工人。右肩关节脱臼。

以端托、旋转之法整复之。伤者坐于长凳一端，抬头，挺胸，双目前视。一助手跨坐于长凳另一端，双手环抱患者腋下方以固定之，伤者健臂环围于助手颈间区；另一助手左手握于患臂肘上部，右手握住患者腕上，患臂伸直略向前下方倾斜，手掌掌心向前；术者立于患臂肩后，两手拇指按捺于肩缝，两手余四指抱腋下。术开始，二助手对抗性牵拉，环抱腋下者稳定伤者身体，握患臂者用力将患臂向前下方拔拉（用力由轻到重，切勿硬拉）。术者感肱骨头向臼窠方向滑动，则四指勾拖住脱出之肱骨头乘势向上提端，后旋而纳入。

　　要点：①助手与医者要紧密配合，待助手之对抗性牵拉恰如其分时，医者才施术。否则，医者虽用千斤之力，也会复位失败。即使猛力复位成功，亦会破坏关节窠之完整性或损伤关节周围之软组织，造成不良之后遗症，即习惯性脱臼或关节僵直等。②整复后，外敷伤膏，并以三角巾悬吊固托伤肢；肿胀严重者，可内服祛瘀活血、壮筋扶元之剂。③肩关节脱位亦可用足蹬法、臂旋法整复之。

肘关节脱位案

　　曹某，男性，19岁，学生，左肘关节后脱位。

　　伤者坐位，助手握住伤者患肢上臂。术者相对站立，左手握患肢肘部，拇指按捺肱骨髁下，余四指手托住尺骨鹰嘴，右手握患肢腕上，手心向上，然后略屈肘直轴。医助二者对抗性伸拔牵拉，感觉骨骱滑动时，握肘之手拇指向后推压，余四指向上勾挤而使肘关节复位。帮助肘关节运展、屈伸数次，再行按摩理法。

　　若肌腱、筋络嵌入，导致整复失败，则先理筋，排除嵌入之肌腱筋络，再行复位。

桡骨小头半脱位案

　　徐某，男，3岁。左桡骨小头半脱位。

　　令家属抱住患儿取坐位，握住伤肢上臂。术者右手握住患肘下方，拇指捺住桡骨小头后外侧，左手握住伤肢腕部，拇指压捺住桡骨茎突背侧，然后牵拉，迅速以握肘之拇指将桡骨小头向内上旋捺，以握腕之拇指将桡骨茎突向下外按压，同时屈肘，闻"咯笃"声后，再将患肘伸屈数次，复位成功。整复动作，要连贯一致，一气呵成。

髋关节脱位案

姜某，男，32岁，右髋关节后脱位。

患者取仰卧位，助者双手按压住患者两侧髂部，固定其位置。医者右臂挽住伤肢膝腘，左手勾捏住股上端，然后医者右臂用力向下内方牵拔，而后向上屈肢回旋向下拔拉，同时，左手向外旋扳下推，顺势复位成功。

要点：①医者两臂动作必须协调一致，拔拉扳推之力不可松劲。②复位后需卧床休息3~7天方可活动。③复位后，应在臀部施以按摩理疗手法，舒其筋络，活其气血，并配合中药内服和外治。

肱骨外科颈骨折案

杜某，女，教师，43岁。左肱骨外科颈骨折（外展型），肩臂部疼痛、肿胀，伤肢外展，成角畸形，肩部饱满，患臂功能丧失，X线证实骨折，断端有移位、嵌插、成角畸形，骨折近段内收，远段骨干外展。

以拔拉、提挈、捺正、推碰、捏挤之综合手法矫正、对位之。施术时，伤者坐位，屈肘约90°，前臂中立位。一助手用双手环抱患者腋肩部，起稳住伤者、向上提拉肩部的作用；另一助手双手环抱患者肘部，勿使伤肢前臂外旋；术者双手握骨折部，两拇指捺于骨折近段，其他四指环抱骨折远段内侧。然后施以连贯动作，握肘之助手外展伤肢上臂并拔伸牵拉，术者待骨折断端拉开时，则提掣骨折远段，捺压骨折近段，握肘之助手在连续牵拉下同时内收肘部，术者在助手的持续牵引下施以轻柔的捏挤、推碰，使骨断端完全吻合。X线复查骨折线位良好，复位满意，则外敷接骨膏；以超肩关节小夹板外固定，前臂中立位，屈肘90°三角巾悬吊胸前。内服活血通利汤加减：赤芍12克，当尾、川芎、丹皮、桃仁、泽兰、延胡索各9克，制乳香、没药、红花各6克，生地15克。

二诊（一周后复诊）：肿痛均减，仍按原法固定，内服改用四物续骨汤加减：赤芍、龙骨各12克，川芎、丹皮、当归、补骨脂、川断、泽兰各9克，鲜生地、煅自然铜各15克，炙地鳖虫6克。

三、四诊仍按上法进治。五诊时肿痛显著减轻，骨折断端渐趋连接。外敷内服仍按原法。

经过近两个月的治疗，X线复查骨折断端对位对线良好，骨折线已模糊。去除外固定，改用活血壮筋伤膏外敷，内服调养壮筋汤调理而愈。

功能锻炼于两周后开始。初时先握拳、屈伸腕关节，活动度由小逐渐加大，肘关节伸屈，肩关节前后摆动，在没有出现异常的情况下逐渐加大肩关节活动范围，开始上臂的外展、内收等轻度功能锻炼，左右旋转肩关节。在骨折断端已连接的基础上，恢复擎举肩臂的功能活动。

经随访，骨折接续满意，已恢复工作，肩关节功能复原。

本病首先要明确诊断，与肩关节脱臼、肩关节脱臼合并骨折相鉴别，并区别骨折类型。其次，施术得当和采取适宜的外固定，以及适当的功能锻炼，均对骨折愈合、功能恢复十分重要。

肱骨髁上骨折案

陈某，男，10岁，清水闸人。跌扑致右肘肿痛，急来治疗。

初诊：右侧肘部中等程度肿胀，已有血泡形成，剧痛，肘功能丧失，鹰嘴突向后突出，肘呈半伸位，骨擦音明显，肘弯曲处能触及近端之骨折断端。X线透视证实右肱骨髁上骨折，移位明显。诊断为右肱骨髁上骨折（伸展型）。

令伤者坐于凳上，一助手把住伤肢上臂，医者一手握住伤肢前臂，略呈屈曲状，同助手做反方向牵引，以按摩手法先矫正左右错位。然后医者另一手拇指捺住近侧之骨折端，余四肢按住远侧之骨折端，嘱助手做持续牵引，继而用手将骨折近端向后推捺，将骨折远端向前拉提，后将肘屈至60°以内，即可获得满意的复位。若牵引力不足，则可增加助手一人。此一助手握住伤肢前臂，将前臂略屈曲，医者一手握住骨折远侧断端，另一手握住近侧断段，嘱两助手做反方向持续牵引，亦先捺正左右错位，然后握住近侧断段的一手向上拉拔并向后推捺，握住远侧断端的一手将肘部向远端牵引拉提，后将肘屈至60°以内，则复位成功矣。敷贴消肿接骨膏，以竹制围圈式小夹板外固定，前后小夹板加衬垫，外层以超关节的夹板加以固定，肘关节呈90°位以三角巾悬吊胸前。内服中药汤剂，以消肿、祛瘀、生新法治之。

处方：鲜生地五钱，粉丹皮三钱，忍冬藤三钱，归尾三钱，赤芍三钱，杜红花二钱，大川芎三钱，骨碎补三钱，炙地鳖二钱，泽兰三钱，延胡三钱，桃仁三钱，生甘钱半。四剂。

二诊（6日后）：肿痛均瘥减，骨折端对位对线良好。仍以固定。

处方：全当归三钱，川芎钱半，赤芍、白芍各三钱，骨碎补三钱，生地四钱，泽兰三钱，粉丹皮三钱，忍冬藤三钱，杜红花钱半，炙地鳖二钱，生甘草一钱。四剂。

三诊（一星期后）：肿痛显著减轻，骨折断端稳定。X线透视复查：右肱骨髁上骨折，对位对线良好。仍加以固定。

处方：全当归三钱，川芎钱半，骨碎补三钱，生地四钱，化龙骨四钱，泽兰三钱，杭白芍三钱，落得打三钱，杜红花钱半，苏丹参三钱，甘草一钱。五剂。

四诊（一星期后）：肿痛基本消失，骨折已临床愈合。以竹制小夹板围圈式固定，前后小夹板仍有衬垫，去超关节的夹板，并开始肘关节的轻微功能锻炼，停服中药。

五诊（一星期后）：肿痛已除，故将前后小夹板之衬垫除去，仍继续敷贴接骨膏，小夹板外固定，开始肘关节功能锻炼。

小夹板固定至一个半月后除去，继续敷贴伤膏。三个月后复查，骨折已愈合，肘屈伸功能恢复。X线复查：右肱骨髁上骨折，骨痂形成，对位对线良好。

该伤者三月后病愈而参加学习。

桡骨头颈骨折案

吴某，男，45岁，上虞人，干部。左桡骨头颈部粉碎性骨折，肘部肿胀、疼痛，外侧更明显，前臂的旋转和肘关节屈伸运动障碍。X线见左桡骨小头有碎骨片分离现象，左肘关节间隙无异常改变。

复位手法：先拔伸牵拉，然后术者拇指压于桡骨头颈部，前臂在内收位时，以捏挤压揿法向背侧捺平归纳碎骨片，再将前臂旋后，屈曲肘关节，外敷消瘀清凉伤药后，在桡骨头颈部放上衬垫，以小夹板超肘关节（肘弯）固定，前臂旋后，屈肘，三角巾悬吊胸前。两周后改用小夹板外固定。一月后X线检查，骨折断端已有骨痂形成，对位对线良好。六周后开始肘关节屈伸功能锻炼，经三个月锻炼，肘关节功能恢复良好。

药物治疗方案如下。

初诊：外敷消瘀清凉伤膏，内服消肿四物汤加减。

处方：鲜生地 30 克，鲜桑枝、忍冬藤、丹参各 15 克，延胡索、赤芍各 12 克，川芎、归尾各 9 克，红花 6 克，血竭、参三七各 3 克。

二诊：痛瘀肿减，改敷接骨膏，内服四物续骨汤加减。

处方：生地 20 克，赤芍、龙骨各 12 克，红花 6 克，泽兰、当归、骨碎补、延胡索、川断、丹皮、炙地鳖各 9 克，煅自然铜 20 克，参三七（吞）3 克。

三至五诊，继续好转，仿二诊治疗。

六诊以后，改敷活血壮筋伤膏，内服调养壮筋汤加减。

处方：大熟地 20 克，全当归、杭白芍、枸杞子各 12 克，党参、生晒术、伸筋草、川芎、川断各 9 克，红花 6 克，制乳香、制没药、五加皮、红枣各 15 克。

八周后去小夹板，继续敷贴活血壮筋膏，并以补养之剂调理而愈。随访骨折愈合良好，肘关节功能恢复，无后遗症。

若为粉碎性骨折，手法复位失败，或属骨折复位后不稳定型，固定困难，则需要手术治疗。

柯雷骨折案

俞某，女，49 岁，服装厂工人。右柯雷骨折，即右桡骨下端骨折（伸直型）。X 线片示：骨折远段向背侧、桡侧重叠移位，成角。

伤者取坐位，患肘屈 90°，掌心向下，助手固定患肢近肘部，术者先拔拉患肢手指，柔其筋络，然后左手握住患肢指掌进行拔伸，拉开其重叠移位，而后右手拇指压于骨折远端隆突点，在拉颤、旋后（约 15°）、掌屈、尺偏下压捺移位，在上述连贯动作下复位；又在持续牵拉下，挤按矫正侧方移位。屈腕尺偏，超腕关节小夹板固定。

因手部肿胀严重，先投服消瘀清凉之剂，一周后肿势减，改服和营生芪汤化裁。

处方：生黄芪、杭白芍各 12 克，粉丹皮、川芎、党参、络石藤、全当归、广地龙各 9 克，红花 6 克，紫丹参 15 克，生甘草 8 克。

药后肿胀显减，继续服用五剂。后改以调养壮筋之剂，经治三月余而愈。

肿胀之势，按捺如棉，凹陷而无弹力，似属凹陷性水肿，实系气机失宣，瘀凝络道，回流阻塞，气血受阻（偏气型）之征象，宜补益气血，升阳消肿，促进新陈代谢。以通凝滞之生芪、潞党为先，佐以丹参养血通脉、活血通络，改善气滞而致的血脉闭塞，用当归、白芍、红花、川芎通血脉中之壅滞，活络通经，则肿胀消退。

股骨粗隆间骨折案

魏某，男，53 岁，上虞人。左股骨粗隆间骨折，局部肿胀，下肢呈外旋畸形，患肢未缩短，左髋功能障碍。X 片证实骨折，并有小骨片分离。

整复手术：在持续牵引下，下肢内旋，以提掣复平法、捏挤压捺法挤压捺平断端。术后取仰卧位，下肢中立位，在皮牵引下，在股骨断端外侧加衬垫，以塑合肢体体形的夹板加以固定。两周后去皮牵引，夹板继续固定八周。

药物治疗：初诊外敷接骨膏，内服通利活血汤加减。生地 20 克，怀牛膝 15 克，延胡索、赤芍 12 克，川芎、归尾、桃仁、泽兰、骨碎补、川断各 9 克，红花 6 克。

继服四物续骨汤化裁：全当归、杭白芍、化龙骨、川牛膝各 12 克，红花、川芎、炙地鳖虫各 6 克，生黄芪、菟丝子、枸杞子各 9 克，熟地、煅自然铜、红枣各 15 克，炒杜仲 12 克，川芎、红花、陈皮、甘草各 6 克。

后外敷活血壮筋膏，内服补肾活血汤加减：大熟地、五加皮、川牛膝各 15 克，生黄芪、炒白术、全当归各 9 克，炒白芍、盐水炒杜仲 12 克，红花、川芎、陈皮各 6 克，红枣 7 枚。

后服调理之剂而愈。

X 线复查，骨折断端对位对线良好，符合愈合标准。经随访，健步如故。

稳定型的股骨粗隆间骨折，以适合肢体体形之塑形夹板恰当固定，可以获得满意疗效。

髌骨骨折案

潘某，男，72 岁，居民。右髌骨横形骨折。患者髌骨断端分离明显，血肿严重，痛较剧，肌肤灼热，属血瘀热蕴。X 线片证实髌骨横行骨折，分离 3cm 左右。

初诊因血肿严重，不宜一次复位。抱膝过紧固定，伤肢伸直中立位，术者以推送抱合法吻合分离之断端，外敷消瘀清凉伤膏，以棉纱条围圈，胶布暂固定。内服消肿四物汤加减：鲜生地 30 克，怀牛膝、鲜桑枝、鲜石斛各 15 克，赤芍 12 克，红花 6 克，归尾、粉丹皮、川芎各 9 克，延胡索、焦山栀各 9 克，忍冬藤 20 克，制乳香、制没药各 5 克。

一周后，血瘀热肿显退，再次用推送抱合法吻合分离之断端，外敷接骨膏，抱膝固定之，膝腘垫以厚棉胎，膝取约 160° 的微屈曲位。内服四物续骨汤加减：怀牛膝 15 克，赤白芍、生晒术、当归、川断、泽兰、骨碎补、炙地鳖虫各 9 克，川芎、红花各 6 克。

经治月余，骨折断端已连，并能扶杖步行，去抱膝，加大膝关节伸屈功能锻炼，以骨折后期之法调理。

愈后经 X 线复查，骨折断端愈合达到要求。随访，膝伸屈功能正常，无不良后遗症。

要点：①髌骨骨折虽分离较大，但只要术后不再出现由于肌腱对抗牵拉而重复分离之象，非切开整复也可以达到满意的疗效。②膝关节遵"微屈曲位"的抱膝固定原则，预后良好。根据 X 线观察，唯有膝放在"半屈曲"位置时，始能使破碎的关节面恢复正常的解剖位置，故膝"微屈曲位"固定的保守疗法合乎科学。当膝关节轻度屈曲时，髌骨的位置最浅表，轮廓最清楚，并可降低股四头肌的对抗牵拉力，有利于整复与固定。要恢复髌骨骨折后的屈伸功能，使关节面平滑完整，膝微屈曲位的固定法是最理想的一种方法。膝关节长时间过伸位固定，除关节内渗出液机化外，可造成股四头肌和股骨下段粘连，髌骨与股骨髁部发生纤维性粘连，致使关节强直。同时，过伸位会增加肌腱的疲劳性紧张度及废用性损伤，致使关节损伤后并发症的出现，导致残留后遗症。膝关节"微屈曲位"固定法可减少骨折后遗症的产生，防止膝关节强直等并发症的发生。

脊柱骨折并发截瘫案

罗某，男，28 岁，矿工。

患者胸 8、9、10 椎体压缩性骨折，下肢截瘫，褥疮，病已半年，已行骨融合术。患者胸 8 至 10 椎体呈重度楔形改变，并发粉碎性骨折，脊柱呈弧形后突。卧床不能站立，下肢截瘫，肌肉严重萎缩，肢冷，小便不通，大便秘结，多处褥疮，疮面 6cm ×

8cm 以上，皮肤呈黑色，右坐骨结节处瘘管形成，并有死骨。纳呆，面色苍白，脉沉涩。

脊柱骨折，伤及督脉，引起瘫痪。督脉循行贯脊，统帅全身阳气。督伤则气血、经气运行不畅，阻滞不通，不能营养筋、骨、肌肉而致瘫痪、筋缩、肢萎等症。病症合参，以补血益督，滋肾健脾，温通经络，疏通气血之法进治。内服用龟鹿二仙汤、知柏六味汤、十全大补汤等化裁，加服大活络丹。外敷接骨壮筋伤膏，重加麝香、肉桂、丁香、制乳香、制没药等味。经治半年，起坐自如，稍能扶杖站立，可坐轮椅活动，肢萎好转，两便基本正常，纳佳，面色红润，褥疮亦愈（唯坐骨结节区未愈合）。

要点：脊柱骨折并发截瘫应抓紧时间，早期治疗，如有手术指征，应及早施行手术。中药治疗宜益督通阳，养血疏络，贯行血脉，续筋壮骨。脊柱骨折虽系骨体病变，但往往损及督脉，影响全身气血运行而不能营养筋骨肌肉四肢，而致痿证。故治疗时可局部与整体结合，损伤程度、机体状态均宜细辨。"治痿独取阳明"，胃为气血之源，胃气充则气血足，周身肌肉筋骨均能获得濡养，故健脾胃是一个重要方面。

中药的应用上，鹿角片善走督脉，补阳益精，龟板补虚滋阴，二物得天地之灵性独厚，合用相得益彰；肉桂温补脾肾之阳，黄芪补气升阳，参、术、苓、甘健脾益气；当归、地黄、川芎、芍药养血通脉，活血通经，能改善血脉闭塞；麝香通行十二经络，有开窍活血之效。故上药均为调治之要品。

脊柱肥大症案

王某，男，43岁，干部。

初诊：患者突然腰骶部剧痛，面颊汗珠如油，转侧艰难，下肢呈放射性疼痛，腹部胀痛，无恶心呕吐，无损伤史。检查：腰骶部局部压痛。下肢直腿抬高试验阳性。椎体无明显改变。腰功能障碍，改变体位时剧痛。右上腹部压痛，腹平软，无肌紧张，无反跳痛。脉弦紧，舌苔薄白。X 线片示：胸 11～12 骨唇明显，腰 4～5 椎体前缘有轻度磨角现象。诊断为肥大性脊柱炎。

脉症合参，属骨痹实证。拟方：生地 30 克，丹皮、赤芍、全当归、淫羊藿、广地龙、秦艽、川芎各 9 克，红花、全蝎各 6 克。三剂。外敷活血镇痛伤膏。

二诊：服上药后腰骶疼痛好转，腹痛已消失，疼痛锐减，已能坐起。进方：熟地 30 克，桑枝 15 克，枸杞子 12 克，肉桂粉（冲）3 克，当归、杭白芍、川芎、淫羊藿、广地龙、生黄芪、秦艽各 9 克，红花 6 克。四剂。

三诊：腰骶疼痛继续好转，下肢放射痛基本消失，腰骶功能尚稍有障碍，但已能行走活动。原法加减：熟地 30 克，鸡血藤 15 克，杭白芍 12 克，淫羊藿、枸杞子、当归、桑寄生、黄芪、山萸肉、广地龙、秦艽各 9 克，川芎、红花各 6 克。五剂。

四诊：服上药后诸症基本消失，余无殊，仍以原法加减调理而愈，恢复工作。

观察至今，未复发。

脊椎肥大症，类似中医学的"骨痹"，系肝肾虚亏，气血不足，筋骨失养，外感风寒湿之邪伤于筋骨，以致生理功能失常，骨质增生。肾主骨，藏精。肾精充足，则骨髓生化有源，骨得髓养而坚固有力；肾精虚少，则骨髓化源不足，不能营养骨骼，导致骨骼病变。肝主筋、藏血。肝血充盈，"则淫气于筋"，使筋膜得到濡养，筋强而有力；若肝血不足，血不养筋，筋弱而失却关节应有的护卫作用则筋骨失养。肾气肝血失度，则风寒湿邪随之来袭，风寒湿之气杂至，合而为痹也。治宜滋补肝肾，益气养血，祛瘀通络，兼清余邪。方中采用地黄、枸杞子、淫羊藿补养其肝肾，肉桂、当归、芍药疏通血脉，川芎、红花、广地龙活血通络，黄芪、秦艽、桑枝益气治痹。选用药物，还须明辨三因，有所侧重。如遇炎性症状时，方中地黄以生地为宜，取其清热凉血之效，可减轻疼痛症状，另加丹皮宣通血脉中之壅滞；养肾阴，则宜用熟地、芍药二味；凉血逐瘀镇痛宜用赤芍；养血补阴止痛则宜用白芍；对骨痹疼痛较重者，宜用全蝎、延胡索，常可增强疗效。内服之外，可敷贴活血止痛伤膏。

多发性骨纤维异常增殖症案

郑某，女，39岁，工人。多发性骨纤维异常增殖症。

患者以胸痛、颈淋巴结肿来诊。胸透检查心肺无异常。患者全身不适，酸痛，服止痛片无效，右下肢疼痛加剧。X线摄片确诊为骨纤维异常增殖症。初诊时，患者全身性疼痛，下肢尤甚，不能站立、步行，纳眠差，夜间汗出。查体温升高，形体弱小。右股骨向外侧呈弧形弯曲明显，右腹股沟有一约8mm×12mm之肿块，质软无波动感。全身无明显叩压痛点，各关节无异常改变。头额两侧似角样增生，底围约1cm。全身淋巴结无明显增大。舌苔黄干腻，脉弦数且细。

多发性骨纤维异常增殖症，属中医学"骨蚀"的范畴，多因"素体虚弱，邪气入骨，久留而内著"，"气血凝滞，经脉受阻，营卫不畅，而骨痛内枯"。治拟重用温补和阳，扶元育阴，调养气血。

第一疗程（一个月）拟方：皮尾参（另煎）6克，鲜石斛（先煎）、鲜桑枝、细生地各15克，淡菜10克，鳖甲30克（先煎），丹皮、麦冬、生晒术、杭白芍各9克等加减。服后全身不适、疼痛均瘥，能扶身步行，体温已降至正常，舌苔薄红润，胃纳好转，夜寐转安，夜间出汗已除。

第二疗程（两个月）立方：生晒参（另煎）6克，生黄芪、茯苓各12克，细生地、肥玉竹、紫丹参、大枣各15克，山萸肉9克加减。服后疼痛又减少，右腹股沟肿块消失，已能缓缓步行，纳食正常。

第三疗程，温补调养，拟方：西潞党参30克，鹿角片（先煎）、红枣各15克，锁阳、肉苁、生晒术各9克，制首乌12克出入。

经治半年，疗效满意，恢复工作。X线复查，骨内呈磨砂玻璃样减轻，骨皮质正常。能坚持常年全日工作。

脑 震 荡 案

案1：虞某，男，46岁，农民。

患者抬石不慎，跌扑致伤，当时人事不省，急送某医院住院治疗，经十余日的抢治，虽有好转，但仍昏愦，故改用中药汤剂治疗。

初诊：伤者昏愦，右臂麻痹，二便不知，瞳孔对称无散大，无颅骨骨折，脉沉细。昏愦是脑损伤后的严重反应，属瘀血在内之象，为重度脑震荡之候，故治以行散为主，拟醒脑安神，疏散柔肝之法。

处方：九节石菖蒲钱半，川芎三钱，明天麻钱半，石决明四钱，辰茯神四钱，生赤芍三钱，钩藤四钱，白僵蚕三钱，先送砂仁八分，川朴钱半，柏子仁三钱。两剂。

二诊：服上药后，昏愦已除，二便自落，已能饮食，但仍眩晕，嗜睡。以疏通方法，疏五脏之气，昏愦除矣。故仍以原法加减进治。

处方：石决明四钱，明天麻钱半，川芎三钱，辰茯神四钱，生赤芍三钱，钩藤四钱，柏子仁三钱，远志钱半，川朴钱半，枳实三钱，东白薇三钱。四剂。

三诊：服上药后，已能起坐，但仍时有眩晕，右臂麻痹未愈。此乃经络受阻之象，故方拟原法，以温通经络。原方中川芎改用二钱，去柏子仁、枳实、东白薇，加用广地龙三钱，川桂枝钱半，柏子养心丸二粒（每粒重一钱，分二次吞服）。

药后，显著好转，故在原法的基础上，以固脑安神之法调理，加服柏子养心丸。经治疗，眩晕已除，右臂麻痹消失，病愈，参加农业生产劳动。

伤者昏愦，乃气血壅滞之象，脉沉细亦系气血不通之候，故以九节石菖蒲之芳香开窍，川芎之疏浚气血为君，并加重川芎剂量，否则不能达其病所，因此收到开窍二通之效，则昏愦除，窍必开，而神安矣。右臂麻痹之症乃经络受阻之候，故固脑之法不能收效，在三诊时用温通经络之品即收功矣。

上法令五脏之气上下二通，疏浚之剂使瘀血开散，温运之品沟通经络壅塞，则病除而愈也。

案2：章某，男，42岁，干部。

患者因摩托车翻倒而昏迷，不省人事，急送某医院住院治疗，诊断为脑震荡，经急救后已苏醒，但时现昏迷，即服中药汤剂治疗。

初诊：头痛眩晕，时现昏迷，烦躁，发热，脘闷，恶心，纳呆。查体合作良，瞳孔对称，对光存，脉洪大且数，血压142/86mmHg。有肺结核咯血史。此病虽属重度脑震荡，但兼肺阴虚之候，又兼发热，故治以醒脑安神，疏中保肺。

处方：石菖蒲钱半，羚角片一钱，明天麻钱半，石决明四钱，辰茯神四钱，生白芍三钱，柏子仁三钱，西洋参一钱（另煎代茶），川朴钱半，先送砂仁八分，北沙参三钱，麦冬四钱，野百合四钱，绿萼梅钱半，三七末一钱。两剂。

二诊：昏迷、烦躁均除，热退，脘闷消失，胃纳好转，但仍有眩晕，不能起坐。方以原法加减进治。

处方：明天麻钱半，石决明四钱，辰茯神四钱，生白芍三钱，苏丹参四钱，柏子仁三钱，钩藤四钱，北沙参三钱，麦冬四钱，野百合四钱，炒谷芽四钱，焦鸡金四钱，三七末一钱。四剂。

三诊：服上药后，眩晕显著减轻，已能起坐，进食为常，方拟原法，去炒谷芽、焦鸡金、三七，加用远志钱半，熟枣仁三钱，四剂。

后以养心神、养肺阴之法调理而愈，参加工作。

脑震荡有兼夹症，则应随症论治，分辨虚实。该伤者之发热不属风寒暑热之候，乃系壅塞内闭之症，故以石菖蒲之芳香疏通，明天麻、石决明之重镇潜阳息风，并以羚角、西洋参之养阴除热进治，热退而烦躁除，神安而眩晕减。该伤者有肺结核咳血之阴虚症，又夹发热，故忌用疏浚之品川芎，代之以活血生新之剂丹参，收到相同疗效。

案 3：朱某，男，37 岁，市政工人。

患者工作时跌入沟中，左肩胛部剧痛伴昏迷，送某医院住院治疗，入院时诊断为左肩胛骨粉碎性骨折并发脑震荡，即以中药汤剂治疗。

初诊：头痛胀晕，恶心，健忘，尚能合作，瞳孔对称，对光存，脉洪数。该伤者初起病时昏迷，后眩晕、恶心，属轻度脑气震荡之候，故以固脑、安神、疏中法治之。

处方：明天麻钱半，石决明四钱，茯神四钱，川芎二钱，生东芍三钱，柏子仁三钱，远志钱半，川朴钱半，枳实三钱，绿萼梅钱半，姜半夏三钱。三剂。

二诊：服上药后，症状减轻，恶心已除，原法加减。

处方：明天麻钱半，石决明四钱，茯神四钱，川芎二钱，丹参五钱，生赤芍三钱，柏子仁三钱，远志钱半，川朴钱半，杭菊三钱，冬桑叶三钱。五剂。

三诊：服上药后，尚有头部胀晕之感，健忘好转，方拟原法。

处方：青黛钱半拌生牡蛎四钱，珍珠母一两，茯神三钱，生白芍三钱，丹参五钱，远志钱半，熟枣仁三钱，柏子仁三钱，杭菊三钱，霜桑叶三钱。五剂。

药后，症状基本消失，改以安脑养神之法调理，加服柏子养心丸。停服中药汤剂后，继服养血安神糖浆、谷维素，病愈而参加劳动。

按：脑震荡系伤科常见疾患之一，属脑气震荡，气为血壅。现代医学指出，脑震荡没有明显的脑组织解剖变化，有时可以出现点状出血或脑皮质、脑膜的轻度水肿，或发生血液及淋巴循环障碍。故治疗脑震荡以开窍安神、二通气血之法。

脑震荡之治疗不能死守一方一法，必须灵活运用，辨证论治。虞某、章某虽同属重度脑震荡，但前者属气血壅塞之实症，故加大川芎剂量，以收到开窍二通之效；后者为发热夹肺阴虚之证，故宜开窍除热之法治之，亦收到昏迷除、烦热退之效。二例虽属同病异治，亦有相同之处。

脑震荡后期以调理为主，并适当进行脑力与体力劳动锻炼，二者须密切配合，不能偏废其一。明天麻、石决明、丹参、川芎在脑震荡的临床治疗方面有相当疗效，有待进一步研究、探讨。轻度脑震荡与重度脑震荡之治法有所不同，轻症治以固脑神之法，故以明天麻、石决明、茯神除晕安神，加以川芎、丹参等疏散之品，收到眩晕除、心神安之效。

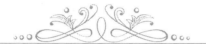

下　篇

医　　录

穴道看法

天灵盖即头顶前穴骨碎髓出者不治。

两太阳重伤者难治。

截梁即鼻梁两眼对直处、穴即喉打断不治。

塞即结喉下按骨上空潭处打断不治。塞下有横骨，横骨以下有人字骨，悬下一寸三分为一节，下一节凶一节。

心坎即人字骨打断晕闷，久后必血汛。

食脐即心坎对、丹田即脐一寸三分为膀胱倒插满不治。月中而下。

捏碎外肾不治。

脑腹与天灵盖同看、百劳穴与塞对、天柱骨与突对断者不治。

尾子骨、两肾在脊左右与前脐对打碎，或哭或笑，不治。

海底穴大小便两界处打伤不治。

软肋在乳下食脐之旁、气门在乳上脉动处伤即塞气，救迟不过三时。

受伤吉凶看法

一看两眼。内有瘀血，白睛必有红筋。血筋多，瘀血亦多；血筋少，瘀血亦少。看眼活动有神，否则难治。

二看指甲。将自指甲揿其指甲，放即还原色者易治，少些后还原者难治，紫黑色不治。

三看阳物。不缩者易治，缩者难治。

四看脚甲。与手同看法。

五看足底。红活者易治，黄色者难治。

五者全犯不治，如犯一二，尚可救治。

凡人受伤，向上为顺。平拳为塞气，倒插为逆气，最凶，各样内伤，总怕倒插。血随①气转，气逆即血凝也。心前背后，伤久成怯。小肠膀胱，久伤必成黄病。受伤右胸为痰穴，左胸为气门，左肋为食脐，右肋为血海，胸前为然潭穴，背脊为海底。左乳伤发嗽，右乳伤发呃。两腰为二珠穴。以上至紧至安之穴也。

七日之内，气血未凝，即宜发散活血。至十四日后，瘀血或有停聚左胸，其势方归大肠小肠，腹内作痛，须服行药。

凡伤中指，黑，凶，大脚指甲同者。眼内有血筋赤筋，凶。足底黄出者凶。面色黄亦有伤。卵上升难治。肝经脉数，胸有血必然吐出。

跌打损伤穴道要诀

凡跌打扑损伤，男人伤上部易治，下部难治，以其②气上升故也。妇人伤下部易治，上部难治，以其血下降故也。凡伤须验在何部位，按其轻重，明其脏腑经络，又验其生死迟速，然后从症用药为安。

伤全体者，按其轻重，随症用药。先以砂仁汤调以吉利汤即吉利散服之，再以顺气活血汤治之。将和伤丸糖酒送下四五丸，后以调理药酒不拘时服，轻者红糖油和酒调服吉利散可安。

伤肩背者，治同上为妙。

伤左边者，气促面黄浮肿；伤右边者，气虚面白血少。以行

---

① 随：原作"髓"，据文义改。

② 其：原作"上"，据文义改。

气活血汤治之，再服调理药酒，左右皆安。

伤背者，五脏皆系于背，虽凶死缓。多服吉利散治之，更以和伤丸糖酒送下四五丸。百日后见危，须服调理药酒为妙。

伤胸者，胸系血气涵停往来之所，伤久必发嗽，胸高气满，面黑发热，主四五日死。先服疏风①理气汤，次服行气活血汤，后服吉利散而安。

伤肝者，面主红紫，眼赤发热，主七日死。先服疏风理气汤，次服吉利散，后服琥珀丸而安。

伤心者，面青气短吐血，呼吸大痛，身体难舒，主七日死。先服疏风理气汤，次服和伤丸，每日将百合煎汤，不拘时服。

伤食脐者，心下促而插痛，发热，高浮如鼓皮紧，饮食不进，气促发热，眼闭口臭，面多黑色，主七日而死。先服疏风理气汤，次服和伤丸而安。

伤肾者，两耳多聋，额多黑色，面浮白光，如笑如哭，状肿如弓，主半月死。先服疏风顺气活血汤三四剂，再服吉利散，后服琥珀丸可安。

伤小肠者，小便闭塞作痛，发热口干，面肿气喘，口有酸水，主三四日而死。先服疏风理气汤水酒煎服，次服吉利散，后用琥珀丸。

伤大肠者，粪后赤红急又涩，面赤青气滞，主半月而死。先服槐花散，次服吉利散，送服和伤丸。粪后赤红者，重伤也，非大肠之火，看症须要斟酌，即用槐花散，宜加减为妥。

伤膀胱者，小便痛涩，不时尿出，肿胀发热，主五日而死。先服琥珀丸，次服行气活血汤。

伤阴囊者、阴户者，血水从便滴出，肿胀极痛，心迷散乱，

---

① 风：原作"气"，据附方改。

主三日而死。先服琥珀丸，次服行气活血汤。

胸背俱伤者，面白肉瘦，饮食少思，发热咳嗽，主半月而死。先服疏风理气汤，次服和伤丸。

伤气眼者，气喘大痛，夜半盗汗，身瘦少食，肿胀不宁，主一月内死。先以砂仁汤调吉利散，次服酒煎补肾汤，后服和伤丸。

伤血海者，血有妄行，口常吐出，胸背板滞作痛，主一月中死。先服行气活血汤，次服吉利散，再服调药酒。

伤两肋者，气喘大痛，睡如刀刺，面白气虚，主三月而死。先用行气活血汤，次服和伤丸。两肋痛者，肝火有余，实火盛之故也。须用清肝止痛治之，或有清痰食积流注两肋而痛者，须用清肺止痛饮治之，次服吉利散而安。或有登高跌扑，瘀血凝滞两肋而痛者，速以大黄汤治之，次服吉利散，后服和伤丸而愈。或有醉饱房劳，元气虚乏，肝大得以乘其土位，胃脘连两肋而痛者，以足少阳胆经、足厥阴肝经病治之，用小柴胡汤。左肋痛者，亦有痰与食也。先通利痰食，顺气宽胸，次以活血止痛饮服之，再以琥珀丸而愈。瘀血疼痛者，红肿高起，恶寒壮热者，气虚黑瘦，寒热而痛多怒，内有瘀血，兼之腰痛，日轻夜重，瘀血停滞故也，急宜琥珀散治之，后服和伤丸，再以调理药酒而愈。

引经药

凡跌踢打扑损伤，引经药为要，看得痛真，验得脉确，然后用药为当。若伤上部用川芎，在手臂加桂枝，在背加白芷，在心腹加白芍，在膝加黄柏，在左肋加青皮，在右肋加柴胡，腰加杜仲，下部加牛膝，足加木瓜，周身加羌活，妇身加香附，顺气加砂仁，通窍用牙皂。煎剂之法，必须随症加减，修合丸散，不可不精也。

左心小肠肝胆肾，右肺大肠脾胃命门。痰多眼白吊唇，失枕口臭，粪臭，斜①视气响，喘急，胸高，鼻耳赤色，捏空，碎骨青色，破碎卵子，勒断水喉，天井骨断俱死。太②阳命门，胸胞腰背，心腹口厌，碎如粉者，不能进汤饮食，口眼不开，牙关紧闭，小便不痛，数日而死。

以上予皆屡验确实也。

肛门谷道伤重者，痛切难忍，毒血迷心，未有不死也。凡伤重者即医，就用药饵。如患者不能开口，即以牙皂末吹入鼻中，一嚏而开。随以韭菜白根炖热，和童便灌入口中。如不纳，此为难治之症；如纳入，瘀血即吐出。辨其轻重，尤以吉利散用砂仁汤调服，次服清心理③气汤，外贴接骨膏。极痛者，又不吐血，头痛昏迷，亦将韭菜叶与陈酒调服。如破碎伤损折断者，用封口膏护之。如小便不通，用琥珀散通之。如肠内作痛，必有瘀血凝滞，用大黄散行之，后当随症加减，行之慎之。

接骨入骱奇妙手法

夫人受生以还，原无损伤，而迨后每有跌扑损伤之症，若伤胸骱难治，骨青者难医，骨碎如黍米者可取，大则不可。犯此症者，先以定痛止血散敷之，使其血不涌出，候血稍止之，再以金枪药敷之。避风解欲，患者自当慎之。如染破伤风，牙关紧闭，角弓反张之凶症，即以疏风理气汤治之，身不发热，再服补中益气汤而愈。如目斗伤，倘若落珠之症，先将收珠散敷之，用银针蘸井水，将收珠散即点红筋，次用青绢温汤抑进，随用还魂汤服

---

① 斜：原作"邪"，据文义改。

② 太：原作"大"，据文义改。

③ 理：原作"和"，据附方改。

之。宁后再用明目生血饮服即安。予五代以来，并未治及此症。如珠落断丝，即神仙难治。

有鼻梁骨断之症，先捏正鼻梁断骨，用止血散掺之，即服壮筋续骨丹，其外症自然平复。如不断破，用损伤膏敷之，服吉利散而安。

唇有亏缺之症，先用麻药敷之，惟以小铜针穿油绵线缝合，不能饮食，以参汤服之，后将细米粉粥调之，于其时免言笑。全愈日方可言笑、食物矣。此难治之症也。凡医治者宜斟酌，视病而治，缝合后将金枪药调敷，内服活血止痛散。如血冷，必须敷代痛散（即麻药），以刀略划破，待其热血稍出，而即缝合。以第一手法快复为主，仍金枪药敷治。

有下颌一骱偶落而不能言语，皆为肾虚所得此症。此骱如剪模样，连环相纽，用绵裹大指入口，余指抵下边，轻推进而上。多服补气养血汤，再以补肾丸药调治。

有天井骨急难折损、登高跌倒者犯此，其骨不能绑缚，多有损折骨出，此实凶症，务必揪平其骨，先贴损伤膏，次服吉利散，以砂仁汤送下。使骨相对，用棉被连肩背盖之，即服提气活血汤，三四剂而安。天井骨即顶头顶骨也，重伤者必死，折者不过三四时而死。轻者可治，用煎药调治。

跌打损折，筋骨多有受其累者，若骨不能对，医者必须捏骨平复，外贴接骨膏，内服壮筋续骨丹而安。惟肩骱和膝骱相似，膝骱送上有力，肩骱送上亦有力，可将上之一手按住其肩，下之一手按住其手，轻轻转动，使其筋舒。令患者坐于底处，使一人抱住其躯，医者两手叉捏其肩，抵住其肩骨，将膝夹住其手，齐力而上，绵裹如鹅蛋大，落在腋下，外贴损伤膏，内服羌活桂枝汤，再用吉利散调治而安。臂骱出者，一手抬住其弯，下一手按住其踝，先鞠其上，而后抬其弯，捏平凑拢可也。外贴损伤膏，内以引经之药调服吉利散。垫服包裹必用白布，做有空眼恰络其肩臂。

布式

手骱跌出，一手按其五指，一手按其臼，手掌鞠起，一伸而上，此乃会脉之所，即以桂枝煎汤调服吉利散。骱出不用绑，药布敷，如断方用绑敷，先贴接骨膏，绵布包裹，用阔板一片，共用松板四片，按其患处，俟全愈日去之。

手指有三骱，中节出者有之，易出易上，两指捻动，一伸而上，以桂枝汤调活血止痛散，贴损伤膏，不然最终痛也。切不可下水洗手。人之一身，五指最痛，若伤其指，则痛连心难忍，惟中指比别指更难忍。若染其风，即将疏风理气汤服之，外将金枪药敷之。如人咬伤，必捏去牙龈毒气，用龟板煅末，研极细末，用麻油调捺。又将麻油纸卷点大略燃，熏受伤之处。若犯伤风，亦投疏风理气汤一二剂，后用吉利散。刀斧砍伤者易治，服退毒定痛散。有病人及疯人咬伤者，十有九死，治之又难，不可不慎。

大臂与小臂折伤，大腿与小腿①同治，上下加引经药为要。臀骱比诸骱更难，比凹出则触在腹内。使患人侧卧，内手在内，外手随外，上手按住其腰，下手捧住其弯，将膝鞠其上，出左拔于右，出右拔于左，伸而上也。外贴损伤膏，内服生血补髓汤，仍以药酒调服而安。易折者，在于人之两腿，伤则为两股。医者在绑缚，先用宽筋散煎熏洗，使患者侧卧在床，与好足取齐，用接骨散敷之，次用损伤膏贴之。要布两条，阔二寸，长五尺，裹于膏药外，再以布包，杉木板八片，七寸长，再将绵布条三条，与板均齐。

---

① 腿：原作"腹"，据文义改。

接骨入骱诸方目录

伤全体治方

顺气活血汤凡一切虚伤等症，可以常服八，吉利散二，和伤丸凡伤发热加柴胡，看人强弱加减四。

伤肩背治方

吉利散二，和伤丸四，调理药酒方凡伤后服此，永久不发十。

伤左右两边治方

行气活血汤九，吉利散二，调理药酒方十。

伤胸肝治方

疏风理气汤破伤风可服。十一，吉利散二，行气活血汤九，琥珀丸四。

伤心口治方

疏风理气汤破伤风可服。十二，补肾活血汤十三，琥珀丸四，吉利散二。

伤小肠治方

疏风理气汤十四，吉利散二，琥珀丸四。

伤膀胱治方

琥珀散十六，行气活血汤九，伤阴户治同。

伤胸背治方

疏风理气汤十二，和伤丸四。

伤气眼治方

吉利散二，再加木香名理气汤，补肾活血汤十三，和伤丸四。

伤气海左治方

活血汤再加红花，少则活血，多者破血。十七，吉利散二，调理药酒方十。

伤两肋治方

行气活血汤九，和伤丸四。肋痛，清肝止痛汤十八。

登高跌扑损伤，瘀血凝滞，两肋作痛治方

大黄汤二十，吉利散二，和伤丸四。

伤寒发热治方

小柴胡汤左肋痛，二十二，活血止痛饮二十三，琥珀丸四。

瘀血疼痛治方

琥珀散十六，清心理气汤二十四，用透关散吹鼻能开口，随症用药。

小便不通治方

琥珀散十六，大黄散十，内有瘀血者用。

首骨损伤染破伤风治方

疏风理气汤不能结盖者服之，十一，补中益气汤二十四，独参汤老弱不能行者用参附汤。

目要治方

明目生血饮二十六。醉饱房劳，更兼跌扑内伤，真虚劳损治方，归原养血和伤汤二十一。

鼻梁断治方

壮筋续骨丹二十七，吉利散二。

缺唇治方

活血止痛散二十八，补肾和血汤下唇用四十一。

天井骨断治方

提气活血汤三十，归原养血和伤汤二十一，吉利散肩骱用，二。

臂骱手骱治方

吉利散二，活血止痛散手指用，二十三。

破伤风治方

疏风理气汤十一，吉利散二，退毒定痛散三十一，生血补髓汤三十二。

断折损伤两腿治方

活血止痛散二十三，壮筋续骨丹二十七。

膝骱治方

壮筋续骨丹二十七，止痛接骨丹三十三。

损折小膀治方

吉利散二，止痛接骨丹三十三，壮筋续骨丹二十七。

脚踝骱治方

宽筋活血汤三十四，后用脚夹药。脚面折断，壮筋续骨丹二十七，吉利散二。

枪戳治方

护风托里散三十五，凡刀伤重，切加引药。刀斧砍伤头颅破伤风同治法。

刀伤咽喉治方

护风托里散三十五，补中顺气汤三十六。

伤破肚腹治方

通肠活血汤三十七，壮筋续骨丹二十七，吉利散二，调理药酒方十，疏风理气汤十一，补中顺气汤三十六，和伤丸四。

断折左右筋治方

接骨散三十八，捏碎阴囊，吉利散二，托里止痛散三十九，疏风理气汤十一。

捏伤阳物小便不通治方

琥珀散十六，大便不通，吉利散二。

肛门谷道治方

通肠活血汤三十七，大黄汤二十，吉利散二，槐花散十五。

火炮伤治方

清心去毒散四十。斩落手臂，托里止痛散三十九。

压伤或断治方

护风托里散三十五，接骨散三十八，吉利散二，疏风理气汤十一，补肾和血汤四十一，调理药酒方十。

受倒插治方

吉利散二。伤头角，吉利散二，疏风理气汤十一。患者皮痛易治，骨痛难治。

小肠受伤治方

归通破血汤四十二。

诸方录

第一方　接骨膏又名损伤膏

当归　川芎　赤芍　杜仲　白芷　银花　姜蚕　川乌　草乌　独活　羌活　防风　荆芥　大黄　黄柏　条芩　角针　蝉蜕　贯绛　山甲　龟板　连翘各一两　五倍子七钱　蛇蜕半条　蜈蚣七钱　荠尼七钱　甘草一钱

真麻油五斤，浸煎去渣，滴水不散，用飞丹二包，配酒炒黄色，收加乳香、没药各七钱，樟冰二两，蟾酥三钱，麝香一钱，和匀摊贴。

第二方　损伤黄末药又名吉利散、七厘散、和伤丸

当归　独活　川芎　乌药　枳壳　防风　赤芍　香附　紫苏　羌活　泽泻　白芷　乌头　麻黄　甘草各三钱　锦纹七钱　陈皮　薄荷各二钱

共为细末，用红糖陈老酒空心调服。

第三方　封口金枪药治一切破碎等伤流血，腐烂久不收口，封之则生肌，第一灵方也，莫轻传

乳没去油，各七钱　芸香一钱　降香一钱　血竭一钱七分　白及四钱　樟冰一钱　白占看煎老嫩酌用　龙骨七分

共为极细末。用鲜猪板油半斤，熬净，去筋，另放。再用菜油八两，炭火煎，先下白占，熬枯，滤净后入猪油共煎，下药，再以夏布滤净，复下白占，调匀候油热透，收贮瓶内听用，油纸外盖，仍用软绢热敷。

第四方　和伤丸又名大内伤丸，治跌伤损伤，金枪断骨，务加铜旧密二三件更妙。

当身　苏木　生地　熟地　羌活　丹皮　杜仲盐水炒　各三钱白术三两　乳没去油，各一两　川芎　黄芩　桂枝　青皮　白芍各一两　木瓜　牛膝　苡仁共六两　琥珀三钱　桑枝三两　加皮四两柏末三钱　黑豆二合　肉桂二钱　独活　赤芍　南星　陈皮　续断各三两　甘草七钱

共为极细末，糖酒为丸，每服一钱七分，空心陈酒送下。

第五方　止血定痛散

降香　五倍子各等分　大色石末三钱　中灰即灯草灰，七分
为末，干掺用。

第六方　琥珀膏生肌长肉之妙药

归身　生地各一两　尖圆七钱　郭用三钱　麻油四两　板油四两
归身与麻油煎枯，去渣，将猪油调和，以黄占贮瓷瓶候用。

第七方　代痛散即麻药

麝香二分　蟾酥三分　乳香　没药去油，各八分
为末，干掺二厘，不可另用。

第八方　顺气活血汤

归身一钱七分　羌活　生地　红花　丹皮　牛膝各一钱　厚朴木通各八分　陈皮　枳壳　甘草各七分

水酒各一杯煎，加砂仁一钱，空心服之。

第九方　行气活血汤

青皮　羌活　归身　红花　苏木　生地　杜仲　木香　陈皮各七分　丹皮　川芎　木通各八分　甘草四分

煎八分，空心服。发热加柴胡，用水酒各一杯，加砂仁一钱，煎。

第十方　调理药酒方治远年陈伤

归身　红花　羌活　杜仲　黑姜　牛膝　仙灵脾　木瓜各二两　续断　陈皮　青皮各一两　丹皮　乳没去油　各一两　虎骨煅甘草各七分　生地　熟地　山楂　加皮各四两　砂仁一两　黑枣廿枚　桃肉四两

陈酒三斤，用夏布包药，入酒煎三炷香为度，不拘时服。

第十一方　疏风理气汤

防风　羌活　陈皮　紫苏　独活　灵仙　枳壳　细辛各七分苏木二钱　甘草七分　白芷　川芎各六分　红花七分　黄芩七分　加皮三钱　砂仁三钱

水酒各一杯煎服，余渣再煎服。

第十二方　疏风顺气补血汤

归身　灵仙各二钱　川芎八分　熟地一钱　陈皮七分　青皮一钱牛膝七分　杜仲盐水炒　三钱　甘草三分　赤芍一钱　防风一钱　肉桂六分

酒水煎服。

第十三方　补肾活血汤

归身钱半　川芎一钱　红花八分　熟地一钱　杜仲二钱　加皮二钱　白芍一钱　陈皮钱半

水酒煎，空肚服。

第十四方 疏风顺气汤

青皮 木通 厚朴 泽泻 枳实 黄芩 防风 砂仁各一钱
陈皮 红花各八分 乳没去油，各八分

水煎，空肚服。

第十五方 槐花散

槐花八两 黄芩四两

为末，每服二钱，空心灯草汤送下。

第十六方 琥珀散

赤芍 杜仲 荆芥 柴胡 陈皮 紫苏 防风 木通 琥珀
各一钱 槐肉八分 羌活八分 甘草三分 大黄二钱 芒硝八分

水酒各一杯煎①，空肚服。

第十七方 活血汤

归身一钱 红花一钱 生地一钱 槐花钱半 木通 地骨皮
陈皮 青皮 香附各一钱 乌药八分 白芷一钱 甘草三钱 砂仁
一钱

水酒煎服。

第十八方 清肝止痛汤

归身 羌活 柴胡各一钱 黄柏 丹皮 防风 红花各一钱，
乳没去油，各一钱 黄芩 赤芍 桔梗各八分 陈皮八分 甘草三分
生姜三片

水煎，空肚服。

第十九方 清肺止痛汤

川贝 枳实 沙参 橘红 灵仙 青皮 香附各一钱 陈皮
丹皮各八分 麦芽钱半 甘草三分

灯草三尺，水煎。

① 煎：原无，据文义补。

第二十方　大黄汤

木通　桃仁　苏木　羌活各一钱　陈皮八分　归身钱半　甘草三分　生大黄三钱　芒硝缺

阴阳水各一杯煎服。

第二十一方　归原养血和伤汤

归身　生地　羌活　红花　加皮　木瓜　熟地　续断各一钱　牛膝一钱　陈皮　肉桂各七分　川芎八分　黄芩六分　青皮八分　杜仲钱半　甘草三分

水酒煎服。

第二十二方　小柴胡汤

柴胡　黄芩　半夏　甘草　人参　粉丹皮各一钱　黄连七分　桂枝七分　枳壳各胸饱者用

水煎，空心服。

第二十三方　活血止痛饮

归身　羌活　青皮　麦冬　生地　川断　红花　苏木各一钱　乳香一钱　没药一钱　川芎　白芍各八分　陈皮八分　枳实七分　加皮钱半　防风六分　甘草三分　灯草二尺

水酒各半煎服。

第二十四方　清心理气汤

麦冬　百合各钱半　橘红　柴胡　丹皮　苏木各一钱　槐花二钱　山药八分　厚朴　香附各八分　青皮钱半　甘草四分　灯草三尺

水煎服。

第二十五方　补中益气汤

人参　升麻　柴胡　橘红　当归　白术炒，各钱半　甘草一钱

水煎服。

第二十六方　明目生血汤

生地　当归　白芍　蒺藜炒，各一钱　甘橘　川芎　羌活　茯

苓各八分　谷精草　荆芥各八分　防风　薄荷　连翘　细辛各七分
山栀七分　甘草三分　灯草三尺　枳壳二钱

　　水煎服。

第二十七方　壮筋续骨方

　　甘草　川芎　羌活　独活　防风　玄胡　当归　红花　香附
木通　陈皮　桃仁　木瓜　神曲　丹皮　牛膝　生地　青皮　枳
壳　麦芽　乌药　白术　桂枝　杜仲各钱半　柴胡二钱　黄芩二钱
荆芥四两　加皮一两　川断二两　苏木一两

　　共为末，以红糖油调热酒送下，大人每服五钱，小儿每服二
钱，酌量轻重。浸酒更妙。

第二十八方　活血止痛散

　　当归　羌活　独活　荆芥　川芎　桃仁各八分　木通　乌药
各七分　陈皮　川断各七分　乳没　加皮各一钱　红花七分　防风
苏木各一两　甘草三分　灯心二尺

　　水酒煎服。

第二十九方　补肾活血汤

　　生地　熟地　归身　杜仲盐水炒　各钱半　白芍　红花　川芎
白术炒，各一钱　陈皮八分　青皮八分　枣三枚

　　水煎服。

第三十方　提气活血汤

　　桔梗　当归　陈皮各一钱　甘草三分　苏木　川断　黄芪　加
皮各一钱　红花七分　桂枝七分　羌活八分　白药八分　枣三枚

　　水煎服。

第三十一方　退毒定痛散

　　连翘　羌活　荆芥　花粉各一钱　独活　防风各八分　乳没各
一钱　甘草　银花　川芎　川断各八分　当归一钱

　　水酒煎服。

第三十二方　生血补髓汤

防风　陈皮　杜仲　丹皮各一钱　川断八分　葱廿枝　黄芪　香附　羌活各八分　当归　生地　熟地　白术　枳壳　荆芥各一钱　川芎八分　生姜七分　牛膝　独活　加皮各七分　红花七分　甘草三分　茯苓八分　枣三枚

水酒各半煎服。

第三十三方　止痛接骨丹

乳没　当归　川断　红花　羌活　加皮　苏木各一钱　青皮　白芷　丹皮各八分　甘草三分

水酒煎服。

第三十四方　筋活血散

羌活　独活　防风　香附　桃仁　当归　苏木　加皮各一钱　木瓜　木通　川断各一钱　荆芥　乌药各八分　红花七分　花粉七分　杜仲钱半　枳壳六分　甘草三分　灯心二尺

酒水煎服。

第三十五方　护风托里散

羌活　生地　黄芩　灵仙　茯苓各八分　独活七分　防风一钱　薄荷七分　花粉　细辛各七分　荆芥　黄芪　当归各一钱　姜蚕七分　甘草三分　生姜三片　红枣三枚

水酒煎。

第三十六方　补中顺气汤

人参　白术　柴胡　当归　防风各一钱　升麻　枳壳　橘红　陈皮各七分　甘草三分

水煎服。

第三十七方　通肠活血汤

枳壳　陈皮　青皮　苏木各八分　乌药　川断　羌活　独活　木通　桃仁　红花各七分　当归　大黄各一钱　甘草　元胡　加皮

腹皮　熟地各七分

水煎服。

第三十八方　接骨散

川断　羌活　木通　生地　香附　红花　丹皮　加皮各一钱　砂仁　乳没各一钱　乌药八分　肉桂八分　归身钱半　甘草三分

水酒煎服。

第三十九方　托里止痛散

归身　黄芪　生地　川断　红花　陈皮　乳没各一钱　桂枝七分　白术八分　肉桂七分

水酒煎服。

第四十方　清心去毒散

防风　泽泻　柴胡　玄参　升麻　青皮　甘草各一钱　木通二钱　桔梗八分　枳壳八分　葛根钱半　黄芪钱半　淡竹叶七分

水煎，空心服。

第四十一方　补肾和血汤

杜仲　熟地各钱半　青皮　桃仁　红花　黄芪　陈皮各一钱　甘草　川芎各八分　黄芩　归身各钱半　枣三枚

水煎，空心服。

第四十二方　归通破血汤

归尾　木通　生地各钱半　赤芍　木瓜　桃仁　苏木　丹皮　泽泻各一钱　甘草三分

水酒各半煎服。

周身骨部名目

巅，顶巅也。脑，头中髓也。囟，音信，脑盖骨也。婴儿脑骨未合，软而跳动之处，谓之囟门是也。额颅，颅前为发际，发际前为额颅。颜，额上曰颜。《说文》曰：眉目之间也。頰，音遏，鼻梁，亦名下极，即山根也。顿，音拙，目下为顿。颞颥，颞，柔涉切。颥，言儒。耳前动处，即俗所云两太阳也，一曰鬓骨。颗，音坎，又海敢切。《释义》曰：饥而面黄。与经义未合。详见经络类部分。烦，音来，颧颊间骨。颊，耳下曲处为颊。颐，音移，颔中为颐。颔，何敢切，腮下也，虎头燕颔义即此。

目系，目内深处脉也。目内眦，目内角也。目锐眦，目外角也。人中，唇之上，鼻之下也。齿牙，前小者曰齿，后大者曰牙。舌本，舌根也。咽，所以通饮食，居喉之后。喉，所以通呼吸，居咽之前。嗌，音益，喉也。会厌，在喉间，为音声启闭之户。肺系，喉咙也。颃颡，颃音杭，又去上二声。颡，思党切，咽颡也。

颈项，头茎之侧曰颈。头茎之后为项，又脑后曰项。天柱骨，肩骨上际，颈骨之根也。肩解，膂上两角为肩解。肩胛，胛音甲，肩解下成片骨也，亦名肩膊。巨骨，膺上横骨。膺，音英，胸前为膺，一曰胸两旁高处为膺。胸中，两乳之间也。膈，膈膜也，膈上为宗气之所聚，是为膻中。腋，胁之上际。腹，脐之上下皆曰腹，脐下为小腹。季胁，肋下小肋。胠，区去二音，腋之下，胁之上也。鸠尾，蔽心骨也。𩩲骬，音结于，即鸠尾别名。眇中，眇音秒，季胁下两旁空软处也。

脊骨，脊音即，椎骨也。胂，音申，膂内曰胂，夹脊肉也。膂，吕，同脊骨，曰吕，象形也，又曰夹脊两旁肉也。髃骨，髃音鱼，端也，肩端之骨。腰骨，尻上横骨也。腰髁，髁，若瓦切，中原雅音，作去声，即腰胯骨，自是六椎而下，侠脊附着之处也。毛际，曲骨两旁为毛际，其动脉即足阳明之气冲也。睾，音高，阳丸也。篡，初贯切，屏翳两筋间为篡，篡内深处为下极。下极，两阴之间，屏翳也，即会阴穴。臀，音屯，机后为臀，尻旁大肉也。机，挟腰髋骨两旁为机。髋，音宽，尻臀也，一曰两股间也。尻，开高切，尾骶骨也，亦名穷骨。肛，音工，又好纲切，俗作纲，大肠门也。

臑，儒、软二音，又奴刀切，肩膊下内侧对处，高软白肉也。肘，手臂中节也，一曰自曲池以上为肘。臂，肘之上下皆名为臂，一曰自曲池以下为臂。腕，臂掌之交也。兑骨，手外踝也。寸口，关前后两手动脉处，皆曰寸口。关，手掌后动脉高骨处曰关。鱼际，在手腕之前，其肥肉隆起处，形如鱼者，统为之鱼。寸之前，鱼之后，曰鱼际穴。大指次指，谓大指之次指，即食指也，足亦同。小指次指，小指之次指即无名指也，足同。

髀，此俾二音，股也，一曰股骨。髀关，伏兔上交绞处曰髀关。髀厌，捷骨之下为髀厌，即髀枢中也。髀枢，捷骨之下，髀之上，曰髀枢，当环跳穴。股，大腿也。伏兔，髀前膝上起肉处曰伏兔。髌，频牝二音，膝盖骨也。腘，音国，膝后曲处曰腘。辅骨，膝下内外侧大骨也。成骨，膝外廉之骨独起者。腨，音篆，一名腓肠下腿肚也。腓肠，腓音肥，足肚也。骱骨，骱音杭，又形敬切，足胫骨也。骬，音干，足胫骨也。胫，形景形敬二切，足茎骨也。绝骨，外踝上尖骨曰绝骨。䐃，劬允切，筋肉结聚之处也，直音云肠中脂，王氏曰肘膝后肉如块者。踝骨，踝，胡寡切，足跗后两旁圆骨，内曰内踝，外曰外踝，俗名孤拐骨。手腕两旁圆骨，亦名踝骨。跗，附、敷二音，足面也。内筋，内踝上大筋在太阴后上踝二寸所。足岐骨，大指本节后曰岐骨。跟，音根，骨，足根也。覈骨，覈，亥陌切，又胡骨、亥不二切，一作核骨，足大指本节后内侧圆骨也。踵，足根也。踹，音煅，足根也，本经与腨通用。

胪，间、卢二音，皮也，一曰腹前曰胪。三毛，足大指爪甲后为三毛，毛后横纹为聚毛。

骨度

下文皆《骨度篇》故数，然骨之大者则大，过小者则不及，此亦言其则耳。

头部

头之大骨围二尺六寸。

发所覆者，颅至项一尺二寸。颅额，颅覆者，言其发际至后项发际也。发以下至颐长一尺，颔中为颐。颔，腮也。

两颧相去七寸。角以下至柱骨长一尺。耳上侧旁曰角。肩膊上际颈根曰柱骨。

耳前当耳门者，广一尺三寸。

耳后当完骨者，广九寸。完骨，耳后发际高骨也。

项发下至背骨长三寸半。自后发际以至大椎项骨三节处也。

头部折法，以前发际至后发际，折为一尺二寸。如发际不明，则取眉心直上，后至大杼骨，折作一尺八寸。此为直寸。横寸法，以眼内角至外角比为一寸，头部横直寸法并依此。督脉神庭至太阳曲差，曲差至少阳本神，本神至阳明头维，各开一寸半，自神庭至头维，共开四寸半。

胸腹部

结喉以下至缺盆中长四寸。此以巨骨上陷中而言，即天突穴处。

缺骨以下至𩩲骭中长九寸。

𩩲骭中至天枢长八寸。天枢，足阳明穴名，在脐旁，此指平脐而言。

天枢以下至横骨长六寸半，横骨横长六寸半。毛际下骨曰横骨。按此古数以今用上下穴参较，多有未合，宜从后胸腹折法为当。

胸围四尺五寸，腰围四尺二寸。两乳之间广九寸半。当折八寸为当。两脾之间广六寸半。此当两股之中，横骨两头之处，俗名髀缝。

胸腹折法，直寸以中行为三。自缺盆中天突穴起至岐骨际上中庭穴止，折作八寸四分；自髑骺止岐骨岐下至脐心，折作八寸；脐心下至毛际曲骨穴，折作五寸。横寸以两乳相去，折作八寸。胸腹横直寸法并依此。

背部

膂骨以下至尾骶二十一节，长三尺。膂骨，节脊骨也。脊骨外小而内巨，人之所以能负任者，以是骨之巨也。节骨二十四节，今云二十一节者，除项骨三节不在内。尾骶骨，男子者尖，女人者平。

背部折法，自大椎至尾骶，通折三尺。上七节，各长一寸四分一厘，共九寸八分七厘；中七节，各一寸六分一厘，共一尺一寸二分七厘，第十四节与脐平；下七节，各一寸二分六厘，共八寸八分二厘，总共二尺九寸九分六厘，不区四厘者，有零未尽也。直寸依此，横寸用中指同身寸法。脊骨内阔一寸，凡云第二行夹脊一寸半，三行夹节三寸者，皆除脊一寸，外净，以寸半三寸论，故在二行，当为二寸，在三行当为三寸半。

侧部

自柱骨下行腋中不见者，长四寸。柱骨，颈项根骨也。

腋以下至季肋，长一尺二寸。季肋，小肋也。季肋以下至髀枢，长六寸。大腿曰股，股上曰髀，捷骨之下，大股之上，两骨合缝之所，曰髀枢。当足少阳之环跳穴处也。

髀枢下至膝中，长一尺九寸。

四肢部

肩至肘长一尺七寸。肘至腕长一尺二寸半，臂之中节曰肘。

腕至中指本节长四寸，臂掌之交曰腕。本节至其末长四寸半，指之后节曰本节。横骨上廉下至内辅之上，廉长一尺八寸，骨际曰廉，膝旁之骨突出者曰辅，骨内曰内辅，外曰外辅。内辅之上，廉以下至下廉长三寸半，上廉下廉少摸而得。内辅下廉下至内踝长一尺三寸，踝骨义见前。内踝以下至地长三寸。膝以下至外踝长一尺六寸。外踝以下至京骨长三寸。京骨以下至地长一寸。膝腘以下至跗属长一尺二寸。腘，腿弯也。跗，足面也。膝在前，腘在后。跗属者，凡而踝前后、胫掌所交之处，皆为跗之属也。跗属以下至地长三寸。足长一尺二寸，广四寸半。

手足折量并用后中指同身寸法。

同身寸法说

同身寸者，谓同于人身之尺寸也。人之长短、肥瘦各自不同，而穴之横直尺寸亦不能一，如今以中指同身寸法，一概混用，则人瘦而指长，人肥而指短，岂不谬误？故必因其形而取之方得其当。如《标者赋》曰：取五穴用一穴，而必端取三经用一经而可正。盖谓并邻经而正一经，联邻穴正一穴，譬之切字之法，上用一音，下用一韵而夹其声于中，则其经穴之情，自无所遁矣。故头必因于头，腹背必因于背，手足必因于手足，总其长短大小而折中之，庶得谓之同身寸法。法附前各条之下，而后之所谓中指同身寸法者，虽不可混用，而亦有当用之处，并列于后。

中指同身寸法

以男左女右，手大指中指圆曲交接如环，取中指小节横纹两头尽处，比为一寸，凡手足尺寸及背部横寸，无折法之处，乃用之法。其他不必混用。

古今尺寸不同说

《骨度篇》曰：人长七尺五寸者，其骨节之大小长短各几何？

伯高曰：头之大骨围二尺六寸。盖古之尺小，大约古之一尺得今之八寸，其言七尺五寸者，得今之六尺，其言二尺六寸者，得今之二尺零八分也。其余仿此。然骨大者，必有大过，骨小者，必有不及。凡用折法者，但随人之大小而为盈缩，庶尽其善。

骨数

王金坛曰：人之周身总有三百六十五骨节，以一万六十五字都关次之。首自铃骨之上为头，左右前后至辕骨，以四十九字，共关七十二骨。巅中为都颅骨者一，有势，微有髓及有液。次颅为数髎骨者一，有势，微有髓。髎前为顶威骨者一，微有髓，女人无此骨。髎后为脑骨者一，有势，微有髓。脑后有枕骨者一，有势无液。枕就之中，附下为天盖骨者一，下为肺系之本。盖骨之后为天柱骨者一，下属脊窾有髓。盖前为言骨之一，言上复合于髎骨，有势无髓。言下为舌本骨者左右共二，有势无髓。髎前为囟骨者一，无势无液。囟下为伏委骨者一，俚人讹为伏犀骨是也，无势髓。伏委之下为俊骨者一，附下即眉字之分也，无势髓。眉上左为天贤骨者一，右为天贵骨者一，眉上直目睛也，俱无势髓。左睛之上为智宫骨者一，无势髓。右睛之上为门命骨者一。两睛之下，中央属鼻。鼻之前为梁骨者一，无势髓。梁之左为颧骨者一，有势无髓，下同。梁之下为礼骨者一，颧礼之后即耳之处。梁之端为嵩柱骨者一。左耳为司正骨者一，无势髓。右耳为司邪骨者一，同上。正邪之后为完骨者，左右共二，无势髓。完骨之上附内为嚏骨者一，无势少液。嚏后之上为通骨者，左右前后共四，有势少液。嚏上为腭骨者一，无势多液。其腭后连属为颌也。左颌为乘骨者一，有势多液。右颌为车骨者一，乘车之后为辕骨者，左右共二，有势有液。乘车上下出齿牙三十六事，无势髓，庸下就一则，不满其数。

复次铃骨之下为膻中，左右前后至条以四十字，关九十七骨。辕骨之下，左右为铃骨者二，多液。铃中为会厌骨者一，无势髓。铃中之下为咽骨者，右、中及左共三，无髓。咽下为喉骨者，左、中及右共三，同上。喉下为咙骨者，环次共十事，同上。咙下之骨为肺系骨者，累累然共十二，无势髓。肺系之后为谷骨者一，无髓。谷下为膈道骨者，左右共二，同上。咙外次下为顺骨者共八，少液。顺骨之端为顺隐骨者共八，同上。顺之下左为洞骨者一，女人无此。顺之下右为棚骨者一，女人无此。洞棚之下，中央为髑骺骨者一，无髓，俚人呼为鸠尾。髑骺直下为天枢骨者一，无髓。铃下之左右为缺盆骨者二，有势多液。左缺盆之下为下厌骨者一，无髓。右缺盆前之下为分髆骨者一，同上。厌髆之后附下为仓骨者一，同上。仓之下左右为髎骨者共八，有势无液。髎下之左为胸骨者一，男子此骨大者好勇；髎下之右为荡骨者一，女子此骨大则大夫。胸之下为乌骨者一，男子此骨满者发早白。荡之下为臆骨者一，此骨高多讹妄。铃中之后为脊窳骨者共二十二，上接天柱有髓。脊窳次下为大动骨者一，上通天柱，共成二十四椎。大动之端为归下骨者一，道家谓之尾闾。归下之后为篡骨者一，此骨能限精液。归下之前为条骨者一，此骨薄片多处贫下。

复次缺盆之上，左右至衬以二十五字关六十骨，此下止分两手臂至十指之端众骨。支其缺盆之后为伛甲骨者左右共二，有势多液。伛甲之端为甲隐骨者左右共二，此骨长则至贤。前支缺盆为飞动骨者左右共二，此骨病痹缓。次飞动之左为龙臑骨者一，有势并无髓液。次飞动骨之右为虎冲骨者一，同上。龙臑之下为龙本骨者一，虎冲之下为虎端骨者一，俱有势无髓，本端之下为腕也。龙本上内为进贤骨者一，男子此骨隆为名臣。虎端上内为及爵骨者一，女人此骨高为命归。腕前左右为上力骨者共八，有势无液。次上力为驻骨者左右共十，同上。次驻骨为搦骨者左右共十，同上。次搦骨为助势骨者左右共十，左助外为爪，右助外为甲。爪甲之下各有衬骨左右共十，无势液。

复次髑骺之下左右前后至初步以五十一字关一百三十六骨。此下至两乳下分左右，自两足心众骨所会处也。髑骺之下为心蔽骨者一，无髓。髑骺之左为肋骨者，上下共十二，居小肠之分也。左肋之端各有肋隐骨者，分次亦十二，无髓。肋骨之下为季肋骨者共二，多液。季肋之端为季隐骨者共二，无髓。髑骺之右为肋骨者共十二，处大肠之分也。右肋之端为肋隐者共十二，无髓。肋骨之下为眇肋骨者共二，名无隐骨，唯兽有之。荼骨之前为大横骨者一，有势少髓。横骨之前为白环骨者共二，有势有液。白环之前为内辅骨者左右共二，有势有液。内辅之后为骸关骨者左右共二，同上。骸关之下为楗骨者左右共二，同上。楗骨之下为髀枢骨者左右共二，有势多髓。髀枢下端为膝盖骨者左右共二，无势多液。膝盖左右各有侠升骨者共二，有势多液。髀枢之下为骭骨者左右共二，有势多髓。骭骨之外为外辅骨者左右共二，有势有液。骭骨之下为立骨者左右共二，同上。立骨左右各有内外踝骨者共四，有势少液。踝骨之前各有下力骨者左右共十，有势多液。踝骨之后各有京骨者左右共二，有势少液。下力之前各有释欹骨者左右共十。释欹之前各有起仆骨者共十，有势。起仆之前各有平助骨者左右共十，有势。平助之前各有衬甲骨者左右共十，无势少液。释欹两旁各有核骨者，左右共二，有势多液。起仆之下各有初步骨者，左右共二，有势无髓有液，女人则无此骨。

凡此三百六十五骨也。天地相乘，惟人至灵，其女人则无顶威、左洞、右棚及初步等五骨，止有三百六十骨。又男子女人一百九十骨，或隐或衬，或无势髓。余二百五十六骨并有髓液，以藏诸筋，以会诸脉，溪谷相需而成身形，谓之四大，此骨度之常也。

稽检骨不合金坛骨数 寿田

人身三百六十五骨节，合周天之三百六十五度，王金坛先生总以一百六十五字都关次之矣。而轻筋骨空骨度气府气穴，《说文》师传《甲乙经》《通天论》诸篇之名目，与金坛相悬，三百六十五之数亦不合，不知金坛之考核讳而不呈，又不知臆度其词吻合天数。假若臆度，何其有无势髓、有液无液之凿凿也？总之，人身合天，《内经》悉载，非自金坛始也。又考《金鉴》正骨科，骨度部分清晰，名目差同《洗冤录》，论沿身骨脉，自手及头至足，其中肉骨关节交会紊而不明，检骨数、检骨格，想是骨无所遁，数无所朦。且男妇骨之多寡有无，逐件拈出，必少辟而少阖之骨数也。其与周天之数不合者，有无势髓之骨，脆嫩之骨，检寻不得，故不合也。今遵验骨检骨之条目录出，及《内经》正骨科之部，分目一一附注补入，医林之考核，岂不详而且备哉！

验骨数 出《洗冤录》

男子骨白，女子骨黑。《明冤录》云：妇人生前出血如河水，故骨黑。又云：妇人按月行经，血系流散，故骨黑。若天癸未至者，其骨乃白也。髑髅骨，《说文》：顶也。男子自顶及耳，并脑后共八片 蔡州人有九片。脑后横一缝，当正直下至发际，别有一直缝。妇人只六片，脑后横一缝，当正直下无缝。《金鉴》云：巅顶骨男子三叉，女子十字缝，一名天灵盖。位居至高，内涵脑髓，以统全体，是天灵盖，即顶心骨也。又，以囟门骨为天灵盖者非。

牙齿上下有二十四，或二十八，或三十二，或三十六。

胸前骨即龟子骨，在胸乳间左右排连。

心坎骨一片，状如钱大，胸膛内有一护心软骨，即鸠尾也。

肩井臑骨及饭匙骨，左右各一片。肩井臑骨下为血盆骨，其下外连横髋骨者，为饭匙骨，又其下即左右排连之龟子骨也。

项与脊骨各十二节，自项至腰共二十四。椎骨上有一大椎骨，人身项骨五节，背骨十九节，合之得二十四节，是项之大椎，是在二十四骨之内，此与《内经》所载之数未合。集说恐伪肩井、饭匙在内。庸斋附说屡询检官，皆云连项大椎骨实得二十四骨。今骨图注项骨五节，背骨十九节，内方骨一节，在尾闾骨之上。是连项大椎尾闾骨共二十五节矣。须知尾闾骨又入脊骨行下。寿田按：项与脊骨各十二节，当云共二十四节，用各十二节字未妥。

左右肋骨，男子各十二条，八条长，四条短。妇人各十四条。此统据前后肋言之，非前肋有此骨数也。

男子腰间各有一骨，大如掌，有八孔，作两行样即方骨也。其骨孔即四髎穴所。《金鉴》名尾骶骨，即尻骨也。其形上宽下窄，上承腰背诸骨，两旁各有四孔，名曰八髎，其末节尾闾，一名骶端，一名橛骨，一名穷骨，俗名尾椿。

手足骨两段，男子左右手碗及左右臁肕（字曲音刃，音尹，坚肉也）。人能正静筋肕而骨强。

骨边皆有裨骨，妇人无。寿田按：原用髀字，考臂字，注自肘至腕曰臂。《释名》：臂，裨也，在旁曰裨。《韵会》曰：附也，又辅骨。髀，《说文》：股也，在下称也。此则肘之旁骨，当曰裨骨明矣。今改正之。

足之两胫骨旁小骨曰行骨，两足膝头各有厌骨隐在其间，如大指大。此骨隐在膝盖中间，《图格》内不载。

手掌脚板各五缝，手脚大拇指，并脚第五指各二节，食十四指并三节。

尾蛆骨若猪腰子，仰在脊骨节下。男子者，其缀脊凹两边，皆有尖瓣如棱角，周布九窍。妇人者，其缀脊处平直，周布六窍，大小便处各一窍。

检骨格出《洗冤录》

仰面：顶心骨。囟门骨。额颅骨《金鉴》名山角骨，左右共二。两太阳穴《金鉴》有扶桑骨，近两额骨旁太阳肉内凹处也。两眉棱骨《金鉴》有凌云骨，在前发下，即正中额骨，共两眉上之骨，即俗名左天贤骨，右天贵骨，两额角也。两眼眶骨《金鉴》名睛明骨，即目窠四围目框骨也。其上曰眉棱骨，其下曰颇骨。颇骨下接上牙床也。鼻梁骨《金鉴》又有中血堂，即鼻内颏下脆骨，空虚处也。两颧骨。两腮颊骨。颔颏骨《金鉴》名地阁骨，即两牙车相交之骨，又名颏，俗名下巴骨，上载牙齿。颊车骨《金鉴》言即下牙床承①

---

① 承：后文脱。

参 考 文 献

[1] 沈钦荣. 绍兴医药文化 [M]. 北京：中华书局，2004：10-12.

[2] 张居适，沈钦荣. 越医薪传 [M]. 北京：中国中医药出版社，2013：581-590.

[3] 王宗林. 绍兴卫生志 [M]. 上海：上海科学技术出版社，1994：35-47.